La mia magia

di Daniela Damiano

Saggio di magia naturale

PER VIVERE MEGLIO CON L'AIUTO DELLA MAGIA NATURALE

Prefazione

Questo saggio è stato ispirato dalle letture di testi di magia e di stregoneria, perché i nostri desideri accadano.

Non ho dubbi a riguardo: i nostri desideri si possono realizzare con l'uso dell'antica arte magica.

Tutto è possibile, se noi lo vogliamo veramente, e l'uso dell'arte magica ne dà la prova tangibile, perché i nostri bisogni vengano realizzati con l'uso dell'energia in tutto e ovunque presente.

Ringrazio Sergio, che mi ha regalato uno dei magnifici testi scritti da Scott Cunningham, i cui libri mi hanno ispirato a scrivere questo saggio.

Ho iniziato così a studiare i suoi testi e approfondire le tematiche da lui proposte.

Trovo affascinante questo modo di approcciare alla vita attraverso la conoscenza delle erbe e dei loro usi magici.

La magia naturale è un'arte antica, ma allo stesso tempo attuale, e concilia spirito, mente, corpo e sentimenti, attraverso l'emozione più profonda e viva che c'è in noi: la riscoperta di noi stessi e della nostra naturale magia.

"La mia magia" è un testo che riporta la mia interpretazione dell'arte magica, svincolata da concetti religiosi, e spiega il modo di praticare magia personale e naturale e null'altro.

Io voglio cambiare il modo di vedere il mondo per "bene essere" e bene esistere in armonia con l'universo!

Pensiero, energia, conoscenza, intuito, spirito, cuore e coscienza sono le chiavi per operare l'arte magica naturale.

Collegarsi con le energie del mare, della terra, del vento, del fuoco e dei fenomeni naturali è già un atto di magia.

Buona lettura!

Se (di Rudyard Kipling)

Se saprai mantenere la testa quando tutti intorno a te

la perdono, e te ne fanno colpa.

Se saprai avere fiducia in te stesso quando tutti ne dubitano,

tenendo però considerazione anche del loro dubbio.

Se saprai aspettare senza stancarti di aspettare,

O essendo calunniato, non rispondere con calunnia,

O essendo odiato, non dare spazio all'odio,

Senza tuttavia sembrare troppo buono

né parlare troppo saggio;

Se saprai sognare, senza fare del sogno il tuo padrone;

Se saprai pensare, senza fare del pensiero il tuo scopo,

Se saprai confrontarti con Trionfo e Rovina

E trattare allo stesso modo questi due impostori.

Se riuscirai a sopportare di sentire le verità che hai detto

Distorte dai furfanti per abbindolare gli sciocchi,

O a guardare le cose per le quali hai dato la vita, distrutte,

E piegarti a ricostruirle con i tuoi logori arnesi.

Se saprai fare un solo mucchio di tutte le tue fortune

E rischiarlo in un unico lancio a testa e croce,

E perdere, e ricominciare di nuovo dal principio

senza mai far parola della tua perdita.

Se saprai serrare il tuo cuore, tendini e nervi

nel servire il tuo scopo quando sono da tempo sfiniti,

E a tenere duro quando in te non c'è più nulla

Se non la Volontà che dice loro: "Tenete duro!"

Se saprai parlare alle folle senza perdere la tua virtù,

O passeggiare con i Re, rimanendo te stesso,

Se né i nemici né gli amici più cari potranno ferirti,

Se per te ogni persona conterà, ma nessuno troppo.

Se saprai riempire ogni inesorabile minuto

Dando valore ad ognuno dei sessanta secondi,

Tua sarà la Terra e tutto ciò che è in essa,

E — quel che più conta — sarai un Uomo, figlio mio!

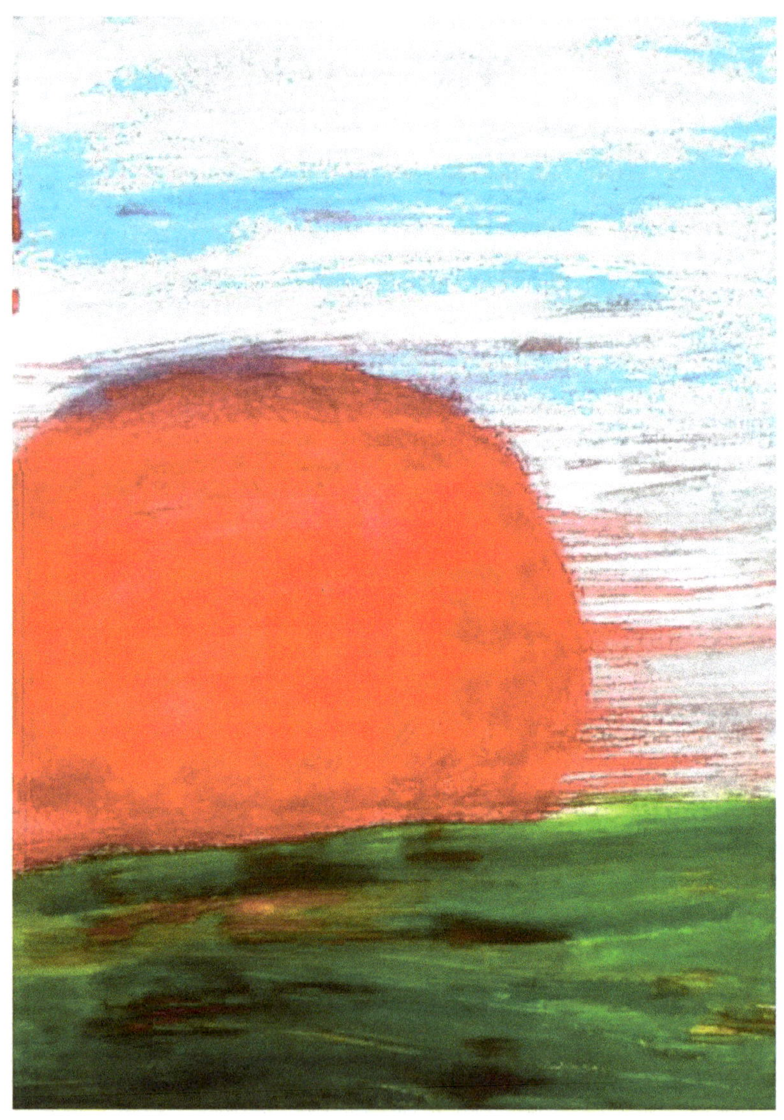

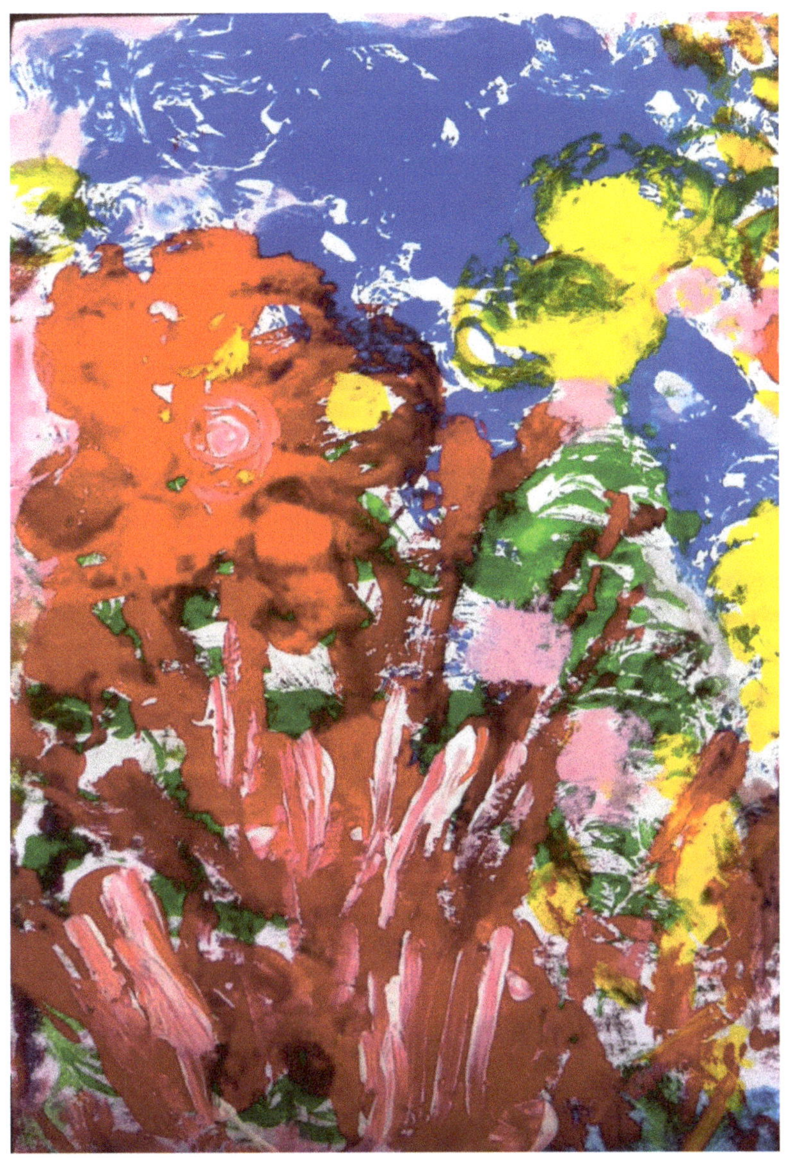

Capitolo I - La magia è in noi

Che cos'è la magia

Ogniqualvolta penso alla sensazione di esistere, di cosa sono e dove sono, in questa realtà vivente e cosmica che appartiene all'universo, mi rendo conto che ciò che non si vede non è detto che non esista e che se io sono qui c'è una ragione.

Qual è questa ragione? Perché sono viva? E cosa devo fare perché io viva secondo la mia natura?

La magia è una caratteristica di ogni essere che esiste (organico, inorganico, di natura cosmica).

Riscoprire l'arte della magia, non solo ci aiuta a capire i bisogni di cui necessitiamo, ma anche a riscoprire noi stessi.

Quanta magia dimenticata e invisibile c'è intorno a noi!

Basterebbe ascoltare le voci della Natura per capire e ricordare! Basta aprire le porte della mente e del cuore perché la magia si riveli e si conservi consapevolmente in ognuno di noi. Basta *essere* e la magia si rivela. Amare é *essere*, esistere é *essere*, pensare è *essere*, vivere è *essere*, esserci è *essere*.

Aprire il proprio cuore affinché lo spirito dell'energia magica si riveli in noi.

La magia è la nostra personale energia. E' la simbiosi perfetta del cuore, corpo, spirito e mente: è l'armonia che si realizza. La magia riesce a creare e a trasformare; fa sì che le cose siano ed esistano ed è per questo che la magia è in ogni essere vivente, animato o inanimato che sia, ed è in ognuno di noi. Esistono varie forze ed energie opposte che si contrappongono nell'universo e pertanto la magia si rivela, solo quando si verificano le giuste caratteristiche di armonia universale, perché la stessa accada e sia visibile con pronunciata energia a noi comprensibile. La magia è la fonte di ogni energia; è la necessità che gli elementi tutti (in noi e fuori di noi come le emozioni, i bisogni, la nostra personale natura e gli elementi esterni a noi) si armonizzino e compaiano sapientemente, perché esistano e realizzino l'esistenza dell'essere.

La magia è energia pura. Essa consente agli universi di esistere, vivere, trasformarsi per rigenerarsi ed essere. La magia è come se fosse una particella quantistica che dà vita alla luce emozionale e all'energia che essa produce. E' la particella dell'armonia, della sola magica *essenza* che ci consente di essere ed esistere con consapevolezza in equilibrio con il moto celeste (naturale e cosmico) e delle dimensioni del tempo e dello spazio. E' l'emozione pura e innata che risiede in noi. Essa genera lo stato emozionale di ogni creatura vivente.

La magia è la nostra unica è singolare energia. E' genetica la sua esistenza rivelatrice nell'essere umano e la Natura la governa sulla Terra. Chi possiede magia innata rivelatrice ha un compito. Il suo compito è sentire con consapevolezza tutto ciò che la Natura, in ogni sua forma visibile o invisibile, ci invia e mostra, affinché con discernimento, sincerità e verità la magia si riveli e si compia.

La magia, prodotta e attivata dagli esseri umani, lascia un segno, che arriva come energia addirittura agli altri mondi e luoghi e particelle celesti nel tempo e nello spazio, attraversando universi e dimensioni. La magia è viva e vive in noi.

Solo la cosiddetta applicazione della *magia naturale*, porta alla realizzazione dell'armonia. Le principali fonti dell'energia magica sono: il potere magico personale, il potere magico della Terra e il potere magico cosmico e universale, detto anche potere divino.

La vera magia è in quest'ottica quella scintilla che ci fa amare completamente, tralasciando ogni timore ed egoismo, dandoci coraggio e forza imbattibile. E' magia tutto ciò che non si spiega (né in scienza né in filosofia ecc.), così, e solo così, tutto funziona!

La magia è l'armonia e la forza, che essa muove, fa crescere, e trasale e fluisce in ogni essere vivente, perché solo così egli (o ella) è!

Cose da fare per essere magici

L'arte di fare magia è proiettare le energie naturali per produrre l'effetto desiderato e voluto, perché venga soddisfatta una nostra necessità naturale.

La prima cosa da fare per fare magia è dunque *riconnettersi con se stessi* e con il proprio potere personale e il proprio potere magico personale, che è la magia che risiede dentro di noi. La mia magia è l'arte dell'essere sé; ecco perché apprendere l'arte magica: per renderla propria ed essere magici.

La seconda cosa da fare è semplicemente *usare l'energia contenuta nelle cose che ci circondano* come le erbe, i cristalli, la sabbia, il terreno, il legno, l'argilla, la terra, l'aria, il fuoco e l'acqua. Ciò comporta molto studio ed impegno e soprattutto una mente aperta e ricettiva.

La terza cosa da fare è *imparare a provocare cambiamenti positivi nella propria vita* creando qualcosa: amuleti, incantesimi, talismani, pensieri, azioni, poesie o comunque una qualsiasi cosa che produce in noi l'effetto della *creazione* e del *cambiamento positivo*.

La magia si può usare per ottenere nella propria vita amore, salute, pace, prosperità, fortuna, spiritualità, protezione, purificazione o altre necessità, perché la nostra vita stessa migliori.

Apri il tuo cuore,

dai ingegno alla tua mente

e il tuo spirito sarà possente!

E così sia!

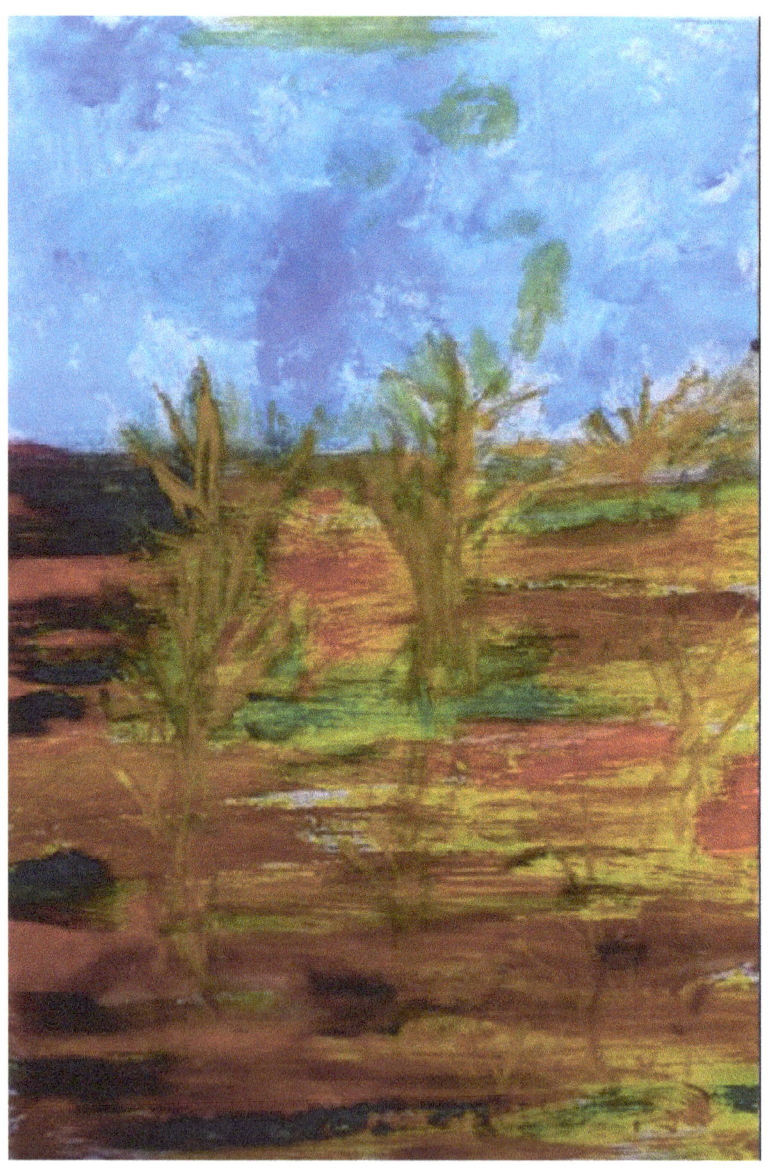

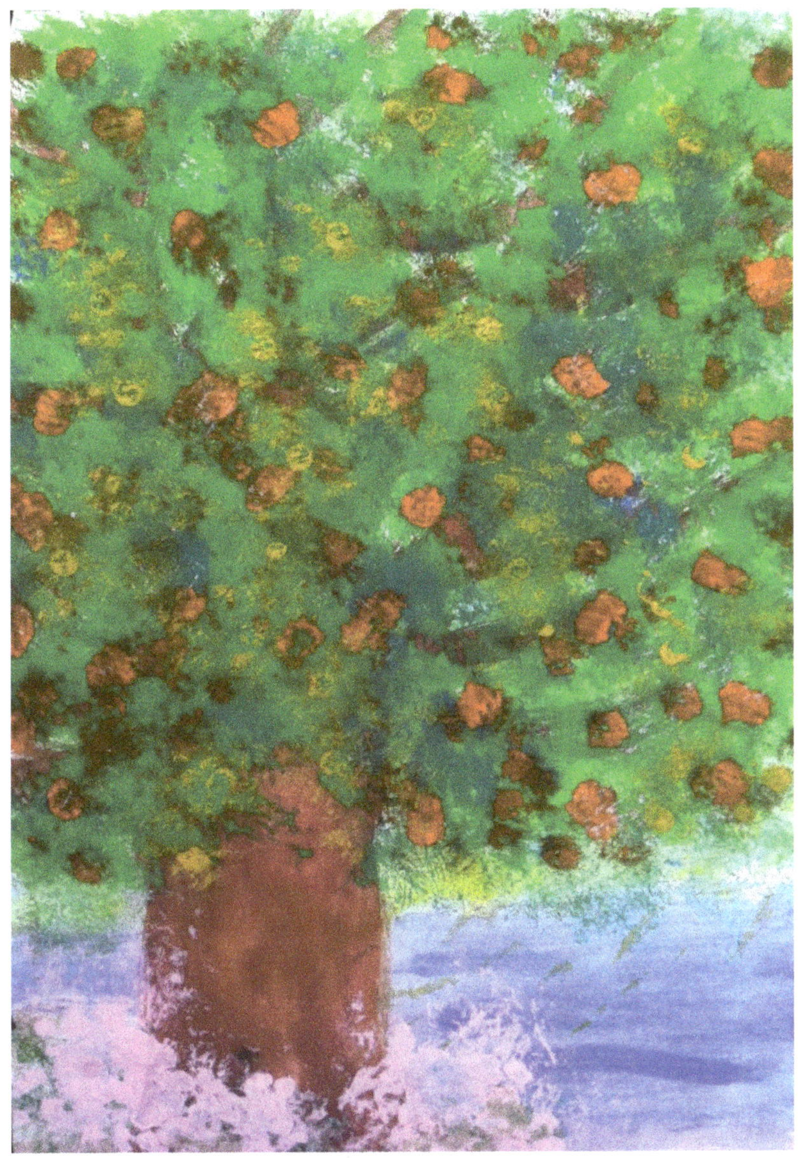

Richiamo dei poteri dimenticati

Perché la luce domini in eterno

Io chiamo i miei poteri

finiti nell'oblio del tempo;

che ritornino a me i poteri della magia

perché mi aprano la via alla pura energia.

E una volta in me tornati,

Mai più da me verranno allontanati!

Perché essi sono in me, come io sono!

Che la mia natura giunga potente

e i miei poteri rinascano nel mio spirito,

nel mio corpo e nella mia mente.

Custodisci, oh mio cuore, l'eterna magia:

che viva in me sempre con vigore e così sia.

Formula per il ritorno della luce magica

Chiamo i poteri della magica energia.

Chiamo i poteri della mia magia.

Chiamo i poteri della luce nuova,

che anche in me rinasce e si rinnova.

Chiamo i poteri dei quattro elementi,

Terra, Aria, Fuoco e Acqua, elementi potenti,

perché in questo giorno con la magia del Sole

io possa rinascere e bene stare,

che possa bene pensare e fare.

Al potere della Luna io sia consacrata,

alla magia più pura io sia iniziata.

E così sia!

La mia magia

La sincerità è la forza che annienta la menzogna,

riduce la discordia e le possibili avversità.

Solo se si è sinceri, si è veri;

E solo così la propria magia si compirà!

Come connettersi con la propria energia magica

Ogni incantesimo, se svolto in maniera corretta, ossia consapevolmente, volontariamente ed in piena coscienza, è magia realizzata e sprigionata dalle proprie energie e dalle energie degli elementi naturali e cosmici. Il potere della Luna, del Sole, della Terra è fonte di energia magica inesauribile, da cui attingere potere magico in armonia con l'energia personale e magica e con l'energia cosmica delle Stelle tutte (l'energia universale divina).

Come connettersi con la propria energia e con l'energia magica del mondo naturale? Come fare a far riaffiorare la magia che è in noi?

La risposta è da cercare semplicemente in se stessi, ricongiungendosi con il proprio sé e con la propria natura più intima ed eterea, più nascosta ed emozionale.

Migliorare la propria esistenza con la magia, vuol dire modificare ciò che è, in ciò che è destinato ad essere. In questo le forze ed energie naturali e cosmiche (divine) non sono pienamente comprensibili dalla nostra natura umana. Finché ci si trova in questa forma vivente, si può solo dare il meglio di sé per rispettare il buon vivere ed essere persone migliori in ogni ambito della propria esistenza.

Ognuno di noi ha un percorso da seguire per *essere*; con la magia si rende possibile raggiungere l'adeguata condizione per esistere consapevolmente ed essere in armonia con la propria energia emozionale, che è la fonte della personale ed unica magia individuale, che possediamo.

L'arte magica personale è la strada per l'armonia della propria essenza vitale.

Incanto d'amore e d'armonia

Che il mio potere si innalzi e percorra i cieli,

viaggi nella luce e raggiunga gli altri universi dove c'è la vita,

la verità e la luce della divina bontà.

In questo e negli altri mondi

Che l'amore sgorghi come sorgente infinita

Perché l'armonia regni e ci doni la gioia di viver la vita.

Il potere personale in ognuno di noi si riscontra nella capacità di assimilare concetti, di leggere, di muoversi, di svolgere ogni tipo di attività, di amare; è quell'energia naturale che ci permette di vivere; è quell'energia che assimiliamo con il cibo, con l'aria che respiriamo e con l'acqua che beviamo; è parte di quell'energia che ci donano i nostri genitori biologici; è ciò che ci rende noi, unici e capaci di grandi opere: anche opere magiche.

Il potere magico personale nasce dalle emozioni quando le stesse si riescono ad armonizzare e fondere simultaneamente con il potere personale e con il potere degli elementi e delle creature della Natura e dell'Universo, innescando così una sincronia perfetta d'energia emozionale, capace di creare le condizioni, affinché la magia si compia e venga in conseguenza soddisfatto il bisogno magico richiesto.

La magia è l'arte di ritrovare se stessi attraverso le emozioni che modellano la nostra stessa esistenza.

Per ritrovare se stessi e mettersi in condizione di percepire ed attivare ed usare la magia, che risiede in noi, è necessario:

- Purificarsi

- Rilassarsi

- Meditare

- Essere introspettivi

- Conoscere se stessi con consapevolezza e coscienza psichica

- Ascoltare i segnali che la Natura ci invia

- Conoscere la natura e i suoi elementi e le tecniche magiche

- Esercitare le capacità creative della mente per creare immagini mentali adeguate allo scopo magico ricercato

- Concentrarsi con emozione sul bisogno magico da realizzare

- Preparare il rituale magico con l'uso delle tecniche e degli strumenti magici

- Liberare le proprie energie mentre si lancia l'incantesimo

- Lasciare che l'incantesimo faccia il suo corso e sortisca il suo effetto.

Senti lo spirito della Natura;

ascolta te stesso e la luce resterà.

Migliorare se stessi con la magia (con azioni e pensieri positivi) è un percorso spirituale che si rivela vivo nelle azioni quotidiane e si rivela con la compiutezza della magia stessa nei tempi e modalità che solo l'universo tuttavia conosce. La nozione del tempo, il suo continuo scorrere come è da noi percepito, si rivela in magia molto più complesso del suo semplice scandirsi. La realizzazione di alcuni incantesimi, come vedrete voi stessi, è immediata, di altri invece è remota e agisce secondo curve d'energia temporali che soddisfano l'energia stessa del vero bisogno. Si può immaginare il tempo amalgamato all'energia del bisogno (rilasciata con rituali magici) come un plasma di energia densa, potente e colorata: seguendo lo spettro della luce, quest'energia realizza in maniera composita e concreta l'incanto magico. La magia è un'energia eterna e sempre in movimento, che si mostra e si compie solo quando la concentrazione di potere è pienamente agente nel tempo, nello spazio e nell'etere. Quando le correnti d'energia (materia, spirito e luce) si fonderanno in un tutt'uno con la medesima energia contenuta nel tempo, diventerà energia *viva* e l'incantesimo si manifesterà sortendo i suoi effetti. Ecco come si manifestano gli incanti e i risultati delle pratiche magiche. I rituali magici vanno svolti in piena riservatezza essendo atti creativi individuali e personali; occorrono concentrazione e segretezza. Una volta che l'incanto è stato gettato, lasciare che svolga il suo compito e non pensarci più. La realizzazione dell'incanto si mostrerà a voi quando sarà il momento e solo se avrete dimenticato l'incanto (ad esempio lasciando andare quelle emozioni che avete provato ed impiegato durante l'incantesimo e non pensandoci più).

Il mio potere

Il mio potere è fatto di magia,

pura essenza di energia:

dentro di me fluisce e trasale

il mio potere che con forza

agisce e rimane.

Resta con me energia, pura magia,

donami potere magico;

così voglio e così sia!

Purificarsi è il primo passo per mettersi nelle condizioni di fare magia:

- liberare la mente facendo un bagno o una doccia rilassante e rigenerante

- lavarsi le mani e la faccia lasciando che i pensieri negativi e lo stress emotivo si riversi nell'acqua che vi sta pulendo

- fare un bagno al mare o al fiume, se ne si ha la possibilità, lasciando che la loro energia vi purifichi e vi rigeneri.

Resta in contatto con il tuo spirito in coscienza e libertà

ed il tuo io avrà luce.

Perché la purificazione sia ancora più efficace, è suggerito l'uso di strumenti magici quali candele, incensi, cristalli, erbe, bevande e cibo. La scelta e l'uso di questi strumenti saranno trattati nei prossimi capitoli in funzione del bisogno magico.

Rilassarsi è possibile ascoltando musica naturale (ad esempio il canto degli uccelli, la voce delle onde del mare, il vento che ulula tra gli alberi, lo scroscio della pioggia, la luce del fulmine e il rombo del suo tuono ecc.), riposando in condizioni di serenità, respirando lentamente seguendo il ritmo del proprio battito cardiaco, respirando l'odore di essenze, oli e incensi naturali di erbe non nocive all'essere umano.

Meditare è necessario per comprendere consapevolmente l'*essenza* dello scopo magico desiderato, indagando sulla sua natura, sia per realizzarlo che per preparare nella mente, dentro di sé, la sua vera realizzazione magica.

Essere introspettivi è necessario per osservare la propria interiorità (sentimenti, emozioni, desideri, pensieri ed il senso della propria identità), affinché si possa avere chiaro il vero bisogno e la vera energia magica realizzatrice.

Conoscere se stessi con consapevolezza e coscienza psichica, è un lavoro lungo ed impegnativo.

Noi siamo cangianti come la Natura ed è per questo che ci evolviamo continuamente trasformandoci con essa: mai trascurare i segnali del nostro io e del nostro intuito psico-fisico e spirituale!

Seguire i nostri desideri, liberandoci di paure e schemi costruiti dalla società o dall'ambiente che frequentiamo, porta alla volontà di agire per essere e operare cambiamenti positivi nella nostra vita, anche attraverso l'arte magica.

Ascoltare i segnali che la Natura ci invia, è la sola via per comprendere la magia dentro e fuori di noi; guardando al di là di noi stessi con mente aperta, capteremo quei segnali che madre natura stessa ci trasmette, perché noi ci realizziamo in essa.

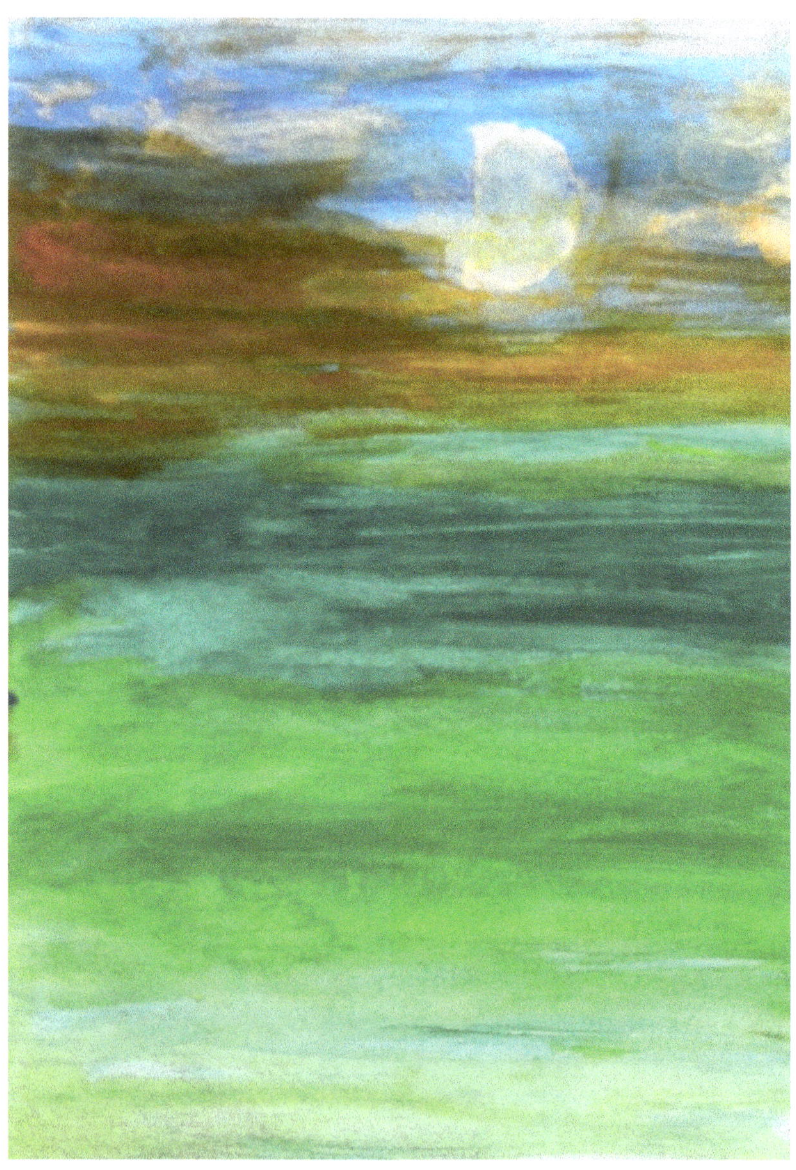

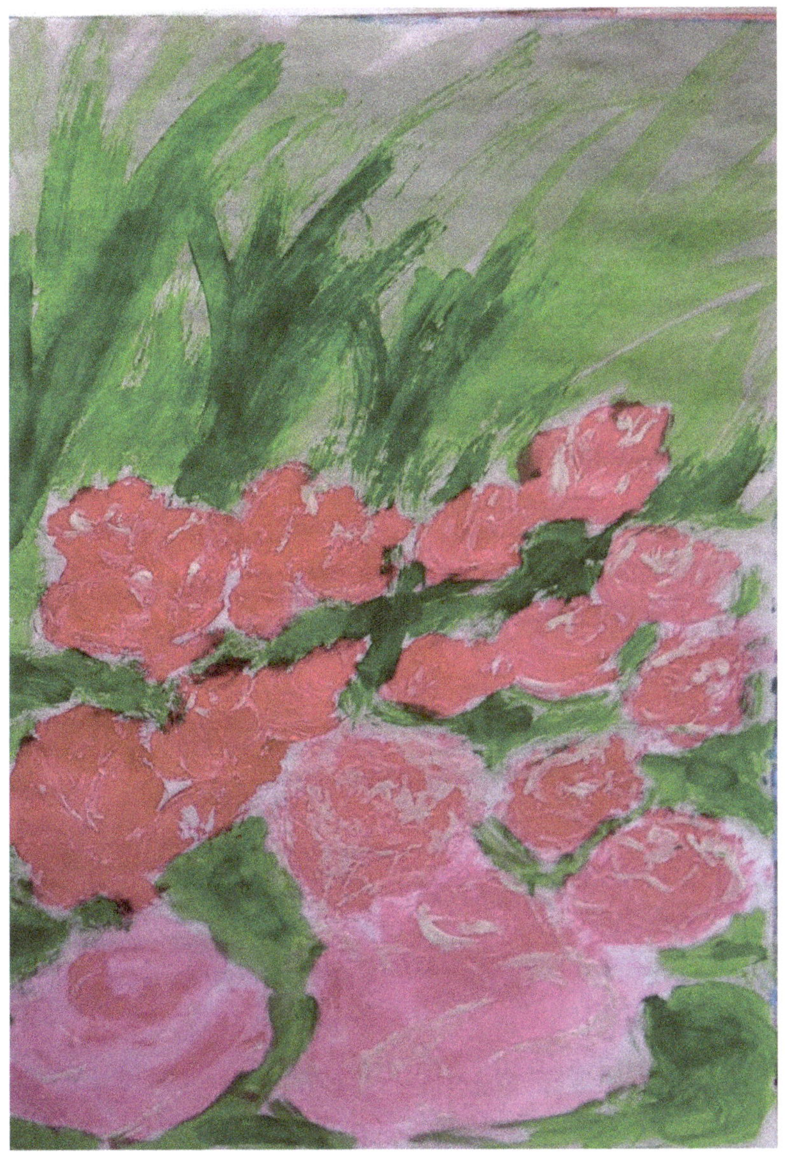

Capitolo II - Gli elementi della natura e le tecniche magiche

La nostra amata Terra, che accoglie i suoi figli, è fonte inesauribile d'energia magica naturale attraverso le sue stesse creature. Le piante, gli alberi, il terreno, la sabbia, le pietre, l'acqua, il mare, le montagne, i vulcani, le foreste, le colline, gli insetti, gli animali e noi stessi possediamo la sua energia. Il Sole, le stelle, la Luna e l'interno universo sono parte attiva dell'energia cosmica e naturale che vive dentro e fuori di noi. Ogni organismo possiede una sua personale energia magica, basta sapere come impiegarla per realizzare un cambiamento desiderato e necessario. E questo è possibile farlo attraverso l'uso della magia naturale.

Le streghe e la magia della natura

Occorre circa un anno per diventare una *Strega* ovverosia una *persona capace di usare la propria personale energia attraverso le tecniche magiche per ottenere i cambiamenti necessari e utili a migliorare la propria vita* e l'iniziazione alla magia sarà un processo spontaneo.

Occorre leggere e studiare, sperimentando quello che si apprende, per imparare ad usare le erbe nonché le candele e i cristalli, a connettersi con il proprio potere cosmico, custodito in sé, a gestire e far entrare in sé l'energia per consentire alla magia personale di armonizzarsi con le energie degli strumenti utilizzati, lavorando all'unisono con loro, perché l'incanto si realizzi. E' necessario altresì osservare ed armonizzarsi con i cicli della Luna, potente Signora che custodisce i poteri femminili della magia, con il ciclo stagionale del Sole, della sua alba e del suo tramonto, del suo potere caldo e luminoso, quale potente Signore delle energie magiche maschili.

Va stabilita una connessione con il proprio potere magico personale e con il potere che ci circonda per utilizzare al meglio l'energia magica e renderla efficace con l'aiuto della magia della Natura.

Il potere di fare magia nasce attraverso rivelazioni, che mostrano il tocco divino e magico negli eventi di tutti i giorni. Il potere di fare magia si attiva attraverso quei moti dell'animo umano che si hanno osservando i primi fiori di primavera sbocciare, osservando le onde del mare, guardando da vicino un fiocco di neve, osservando la nascita di un gattino e la sua scoperta del mondo, osservando semplicemente un fuoco ardere ecc..

Acquisire esperienze magiche divine ovverosia apprendere dalla natura, facendo proprio ciò che la natura ci mostra, è il nutrimento della nostra personale energia magica e questo fa emergere il nostro potere magico, le nostre emozioni. Astrarsi nell'osservazione con mente conscia e consapevole è un ottimo esercizio per riattivare il potere, che c'è in noi, di fare magia.

La legge eterna: potere magico ed energia

Nell'arco di una giornata

la mia volontà venga realizzata.

In questo luogo e tempo

il mio desio raggiunga il suo compimento.

Che la luce mi mostri la strada,

perché la mia magia venga rafforzata

con la pura magica energia

della Luna, del Sole, delle Stelle e così sia.

Nell'antica arte magica le *Streghe* avevano (tra gli altri) i seguenti poteri:

- ascoltare i venti

- volare

- far parlare le pietre

- cambiare forma

- rendersi invisibile.

Ognuno di essi può essere interpretato oggi come:

- Essere dotati di chiaroveggenza (anche attraverso la psicometria)

- Proiettarsi sul piano astrale con intensa visualizzazione

- Esercitare cristalloterapia

- Trasferire le energie ad esempio attraverso il soffio di fumo che emanano gli incensi, strofinandosi le mani e strofinando la mistura di erbe magiche utili per realizzare il proprio bisogno – incantamento delle erbe –, creando immagini mentali – visualizzazione – utili allo scopo e anche semplicemente lavandosi

- Creare l'illusione (magia dell'illusione).

Ma chi erano le *Streghe*? Le *Streghe* erano in realtà per lo più donne, che conoscevano le erbe ed il loro utilizzo ed erano capaci di utilizzare la loro naturale ed innata magia unendola a quella personale (quella che può emergere da ognuno di noi). La loro esperienza, tramandata anche a noi, ha consentito l'uso delle erbe e delle essenze naturali in vari impieghi oltre al nutrirsi.

L'uso delle parole in magia è importante e la Natura risponde alle nostre richieste; quindi è bene imparare a rivolgersi ad Essa in maniera appropriata.

Questo lo possiamo fare solo conoscendo dapprima i suoi luoghi magici e le sue energie conservate nelle sue creature e negli elementi (terra, aria, fuoco ed acqua).

Iniziamo dunque ad assimilare quanto segue:

- la *magia della Terra* è usata per garantire stabilità, per la fertilità, per gli affari, il lavoro e il benessere e la ricchezza, per guarire e rigenerarsi; le tecniche magiche, usate di consueto, sono la magia delle pietre e dei cristalli, la magia delle immagini, la magia degli alberi e la magia dei nodi e della corda;

- la *magia dell'Aria* è usata per i cambiamenti, per la conoscenza, l'intelletto, la comunicazione, la memoria e lo studio e per i poteri psichici, per i viaggi e gli spostamenti; le tecniche magiche, usate di consueto, sono la magia dei venti, la divinazione, la concentrazione e la visualizzazione magica;

- la *magia del Fuoco* è usata per rafforzare la volontà ed il coraggio, per la sessualità e la passione, per acquisire energia e forza fisica e magica, per ottenere potere ed autorevolezza, per guarire e per distruggere cattive abitudini, situazioni avverse, negatività, pettegolezzi, legature e malefici, per difendersi, per proteggersi e per evolversi; la tecnica magica, usata di consueto, è la magia delle candele e l'atto del bruciare;

- la *magia dell'Acqua* è usata per la purificazione, per l'amore, per la mente subconscia e per le emozioni, per l'amicizia, per il matrimonio, per la felicità, per la fedeltà, per la guarigione, il sonno ed i sogni; le tecniche magiche, usate di consueto, sono la magia degli specchi, la magia del mare e la magia della pioggia e della nebbia e la magia del ghiaccio.

Come si attivano le forze magiche degli elementi? Quali sono le azioni magiche da compiere?

Le forze magiche degli elementi si attivano, oltre all'uso delle tecniche magiche ad essi associati, conoscendo i luoghi e le atmosfere che Natura stessa ci mostra e ci dona. Ad esempio le grotte e le caverne creano un'emozione naturalistica fortemente viscerale; il loro immenso potere ci riconduce al grembo materno e al nostro io profondo. Esse hanno il potere della Terra e l'energia di madre Natura.

Le vette delle montagne ci ispirano la realizzazione della magnificenza della Natura. Stare sulla vetta di una montagna ci aiuta a liberarci del pregiudizio altrui e a guardare con armonico distacco emotivo la superficialità delle situazioni e delle persone. Ci induce alla fierezza della nostra esistenza per avere coscienza della verità. Lì il Sole e la sua energia maschile sono presenti con forza ed energia magica.

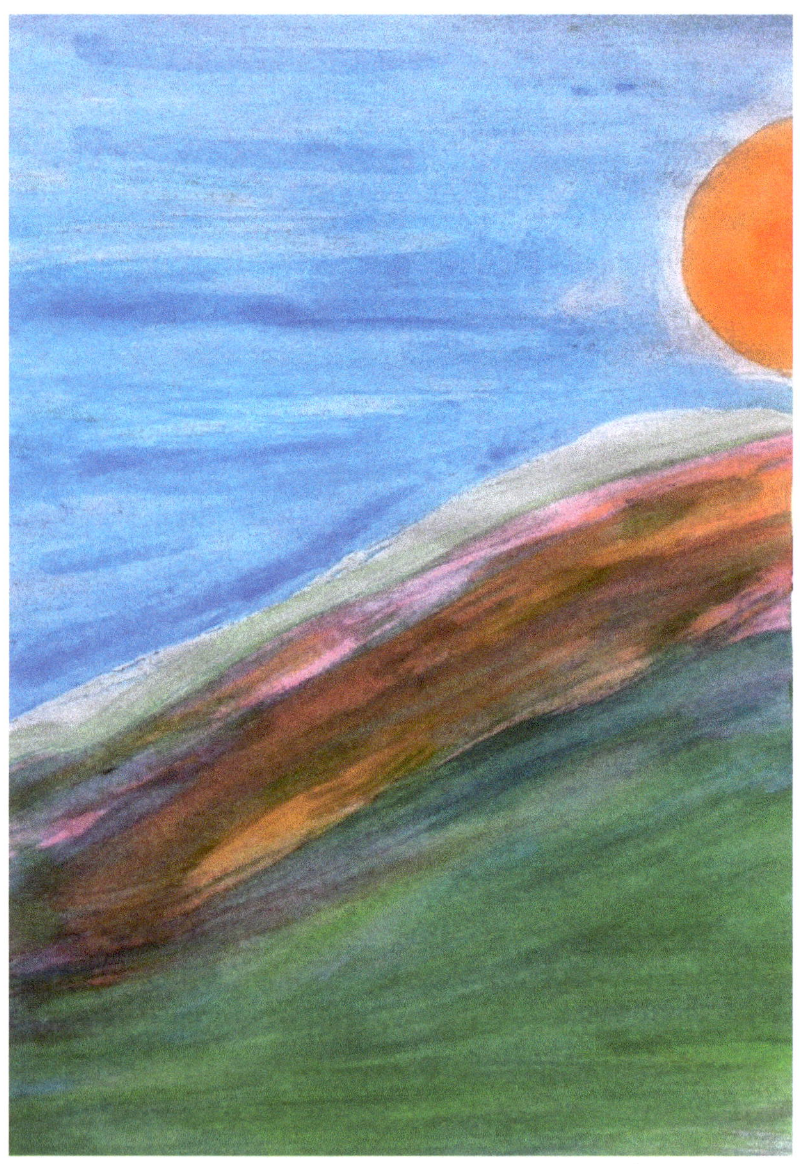

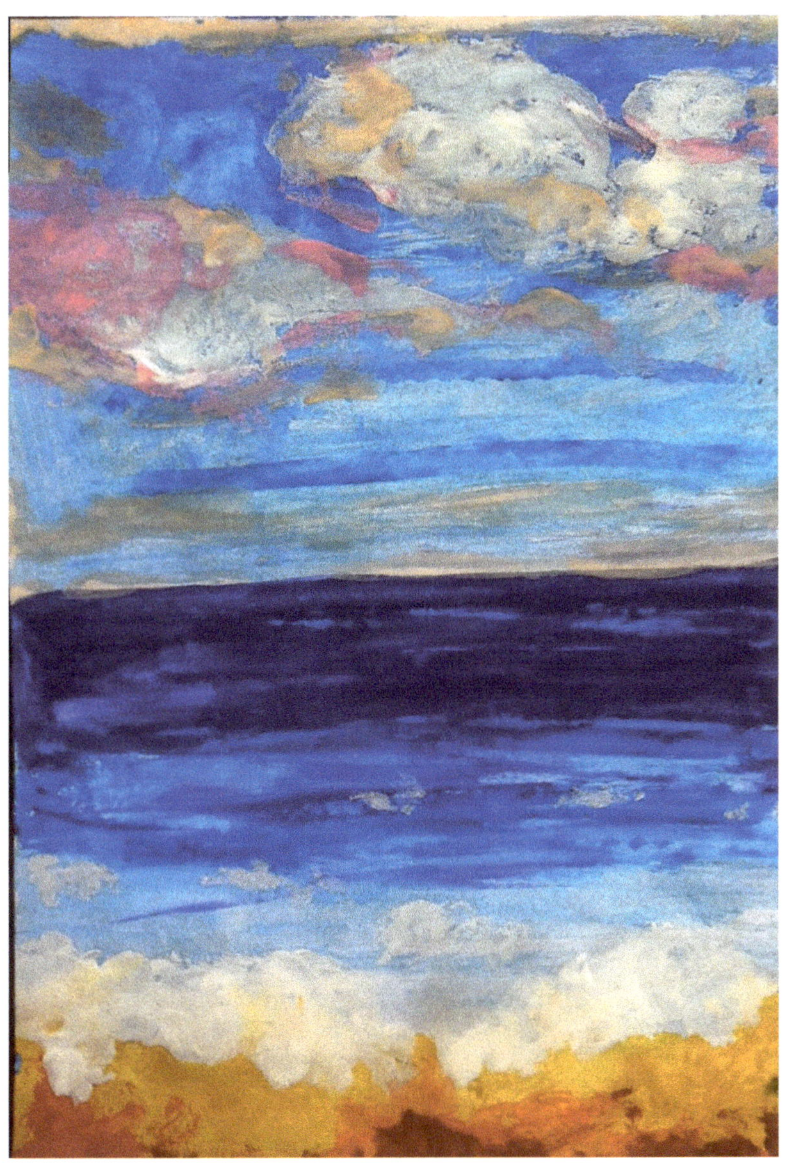

Stare in riva al mare, guardare le sue onde, sentire il suo respiro fluente, fa sorgere in noi emozioni magiche, come la chiarezza mentale e l'introspezione; ci accresce spiritualmente e ci guarisce, cullandoci d'amore con la sua vastità azzurra, che ci porta benessere, felicità, pace e misticismo.

Il mare dà respiro al nostro cuore, donandoci spiritualità, quando guardiamo la sua vastità azzurra, che si ricongiunge all'azzurro del cielo.

Il mare in magia rappresenta il potere femminile dell'acqua e della Luna.

Il deserto riporta in noi l'emozione che ispira i poteri mentali a manifestarsi, come la chiaroveggenza tramite visioni e la visualizzazione.

La foresta con i suoi alberi, le sue piante e rocce, le sue sorgenti d'acqua, i suoi fiumi, i suoi ruscelli, le sue cascate ed i suoi animali ci inducono ad emozioni di meraviglia, di gioia e di fertilità; rigenera e acuisce le nostre antenne magiche, che madre Natura ci ha donato.

Le azioni magiche

Quali sono allora le azioni magiche da compiere, perché si renda efficace un rituale magico e si compia la nostra magia?

Le *azioni magiche* da compiere per ottenere i risultati desiderati sono di seguito descritte:

- l'atto di sotterrare un sacchetto di erbe per realizzare un desiderio, un fantoccio legato e pieno di spilli per allontanare una situazione negativa, una mela divisa in tre parti e strofinata sulla parte malata per guarire; di gettare del terreno dietro le proprie spalle, allontanandosi senza voltarsi, per scacciare via i propri problemi, che vengono emotivamente trasferiti nel terreno, tenuto e strofinato nelle proprie mani; di fare giardinaggio o di curare le proprie piante sono tutte azioni magiche efficaci, affinché insieme al potere personale, impresso in quell'oggetto o in quell'azione compiuta, l'incantesimo si realizzi pienamente.

- lasciare che il vento vi porti la sua magia (*vento del nord* magia della trasformazione totale e del cambiamento radicale per liberarsi da ogni negatività, *vento dell'est* magia del rinnovamento e dell'intelletto, *vento del sud* il tempo per fare magia, *vento dell'ovest* la magia della purificazione, dell'amore e della guarigione), che l'aria vi permetta di respirare con la sua fresca e vitale energia, che dona respiro all'anima; lasciare che il vento porti via le foglie, fissate su un rametto, per portare via anche i vostri problemi o lasciare che il vento disperda erbe incantate dalle vostre mani, perché si realizzi il vostro desiderio; l'atto del soffiare per lasciare andare l'energia magica realizzatrice del vostro bisogno è un'azione magica molto potente.

- bruciare delle erbe, un'immagine, una corda annodata o altri oggetti e simboli magici (rune create con dei legnetti o bastoncini di bambù), accendere una candela incantata o un fuoco sono tutti atti magici.

- lavare, disperdere in acqua sporcizia e negatività, gettare una manciata d'erbe incantate in acqua per ottenere l'energia necessaria, perché si realizzi il vostro bisogno, o riporre in acqua un oggetto o simbolo magico per garantire la sua manifestazione sono azioni magiche.

Incanto di magia naturale

Pioggia che bagni la terra;

Vento che muovi le nuvole;

Fuoco del Sole che caldo splende;

Terra bagnata dove tutto cresce;

Ascoltate il mio canto, meraviglia d'amore,

perché mi porti gioia nel cuore.

E quando la Luna sorgerà,

e con le stelle le notte illuminerà,

per incanto la mia magia si avvererà!

Questa è la mia volontà, e così sia.

Le tecniche magiche

Le tecniche magiche, usate per improntare rituali magici, sono varie ma sono tutte efficaci e sono classificabili come segue:

- *La magia delle erbe*

- *La magia dei cristalli*

- *La magia della corda e dei nodi*

- *La magia delle candele*

- *La magia dei colori*

- *La magia dell'acqua* (bagni rituali, magia del ghiaccio, magia degli specchi, magia della nebbia)

- *La magia degli aromi e delle essenze naturali e l'arte della preparazione di pozioni magiche* (incensi, oli ed essenze naturali, infusi e bolliti di ingredienti magici)

- *La magia del cibo* (infusi, torte e biscotti, pietanze e bevande in genere)

- *La magia delle immagini* (bamboline, cuscini e sacchetti di erbe, radici, simboli e rune).

Ognuna di queste tecniche è stata sapientemente descritta in vari testi di stregoneria, che suggerisco di approfondire, anche per avere una visione completa dell'arte, per poi praticare e affinare la propria arte magica personale.

In questo libro mi limiterò ad accennare queste tecniche all'interno dei prossimi capitoli come applicazioni del tutto personali ed in funzione del bisogno magico.

L'impiego delle *erbe in magia* è il fondamento dell'arte magica e *quasi tutte le erbe possono essere utilizzate per conseguire quasi tutti gli scopi magici di cui si ha bisogno* (amore, protezione, purificazione, fortuna, benessere in ogni ambito della propria esistenza). Non meravigliatevi dunque di trovare il rosmarino o la rosa nelle erbe sia per l'amore che per la protezione e altro! *L'influsso d'amore di un'erba può coadiuvare la sua stessa energia curativa ad esempio*; ed è per questo che nei prossimi capitoli per ogni bisogno magico saranno ripetute le erbe, dando ogni volta più o meno risalto ad alcune delle loro proprietà, in funzione dell'argomento stesso del capitolo. Le proprietà, indicate per le erbe in un singolo capitolo, vi consentiranno di scegliere quale di essa sia la più adatta per il vostro incantesimo, in vista delle altre proprietà e degli altri influssi energetici indicati.

Quasi tutte le erbe realizzano diversi bisogni magici, visto che esse posseggono numerose energie benefiche naturali di varia natura (ad esempio la rosa è protettiva, è un'erba magica per l'amore, i suoi petali freschi alleviano il prurito alla pelle causato da allergie, aiuta ad ottenere tramite il suo aroma una emozione di serenità ecc.). Ogni erba quindi ha più energie magiche da donarci durante i nostri incantesimi; sta alla nostra emozione personale, alla nostra personale magia, far funzionare il resto!

Vale la stessa cosa anche per le pietre, i cristalli ed i metalli.

Per eseguire rituali magici è necessario scegliere il luogo per fare magia.

I *luoghi immersi nella natura* sono sicuramente, per l'emozione che ne suscitano, i più potenti a livello magico, tuttavia è altresì necessario tenersi lontani da distrazioni e persone che curiosano in una vostra azione concreta, mentale e spirituale del tutto riservata e personale. Il luogo quindi più indicato è la casa dove si dimora.

La *casa* è il nostro regno dove la nostra magia viene rafforzata e potenziata; lì confluiscono le energie positive, che ci proteggono e ci fortificano; è il luogo adatto per dar vita alla propria e personale Arte magica.

Ogni *Strega* che si rispetti ha un calderone, una pentola di terracotta, una coppa o una grossa conchiglia, una piantina e/o delle erbe, rametti, foglie e/o fiori, il suo athamè (una piccola spada o coltello a doppia lama, con manico nero, con sopra incisi simboli o rune, che consente di condizionare l'energia magica verso lo scopo dell'incantesimo), un incensiere, le sue forbici magiche o il bolline, usati per tagliare e raccogliere le erbe o fare altri lavori magici, una coppetta di sale, un bastoncino di bambù, delle candele, delle pietre, delle conchiglie, dello spago e dei cristalli e della stoffa naturale per creare attraverso l'uso della magia delle immagini.

Ogni *Strega* ha un suo posto in casa adibito alla custodia dei suoi strumenti e all'esecuzione dei rituali magici (ad esempio sul tavolo in cucina o su un mobiletto tenuto in una stanza intima della casa, ma allo stesso tempo riservata ai soli componenti della famiglia, compresi gli animali che la abitano con voi).

Ogni *Strega* pone sull'area rituale un simbolo che rappresenta il potere femminile (posto a sinistra) e uno che rappresenta il potere maschile (posto a destra); il posizionamento del sale a nord, dell'athamè ad est, del bastoncino di bambù o della candela a sud e della coppa o della conchiglia ad ovest richiama l'energia dei quattro elementi. L'oggetto o la piantina da incantare oppure la candela rituale da bruciare o l'incensiere con l'incenso magico vengono generalmente posti al centro dei quattro suddetti strumenti. Il pentacolo (costruito in legno) e la scopa di saggina, per proteggere, purificare e scacciare le negatività da casa, completano gli strumenti necessari per fare magia.

Non tutte le *Streghe* usano la suddetta disposizione degli strumenti magici, ma non c'è una ferrea regola per questo: ognuno di noi può creare il suo posto rituale come meglio crede, perché le sue personali energie magiche si rivelino il più naturalmente possibile praticando magia.

E' invece buona norma all'inizio di ogni incantesimo incensare il luogo, dove si compie, compiendo tre giri in senso orario, perché questa azione magica allontana le energie negative e lascia che l'incantesimo si svolga al sicuro e positivamente.

Magia degli elementi

Acqua donami l'amore;

Fuoco donami l'ardore;

Aria donami la fresca energia;

Terra realizza i miei bisogni

e così sia!

Incanto con la magia degli elementi

Terra, aria, fuoco ed acqua,

Che il benessere ci pervada

E la felicità ci invada.

Così è detto e così avverrà

In questo tempo ed in quest'ora qua!

E così sia.

Formula per potenziare i poteri magici e psichici

Uso il potere della mia mente

per realizzare ogni cosa nel presente.

Uso la mia magia

per rendere vero l'incanto con l'aiuto dell'energia magica

dei quattro elementi della Natura,

Signora Madre di ogni creatura.

Così voglio e così è!

Di seguito riporto alcuni suggerimenti su come ci si deve comportare per essere una buona *Strega*; questi sono essenzialmente tratti dalla tradizione classica di Cunningham e alcuni punti sono stati rivisti in forza della mia visione personale.

Gli obiettivi della Strega

- Conosci te stesso.

- Conosci la tua Arte attraverso le tue emozioni.

- Impara.

- Applica la conoscenza con saggezza.

- Raggiungi l'equilibrio.

- Resisti alle tentazioni e alla seduzione.

- Ordina i tuoi pensieri.

- Celebra la vita.

- Armonizzati con i cicli dell'universo.

- Respira e mangia correttamente.

- Esercita il corpo e la mente.

- Medita.

- Rispetta te stesso, Dio e Madre Natura e tutte le forze divine e cosmiche dell'interno universo.

Le leggi del Potere Magico

- Non usare il potere per nuocere o ferire alcuno, ma usarlo per difendersi, proteggersi e proteggere la vita di chi si ama.

- Usare il potere quando necessario per soddisfare un reale bisogno (magico e spirituale).

- Non abusare dei propri poteri.

- Usare il potere per migliorare la propria vita e di chi si ama [1].

- Non usare la magia per scopi negativi o semplicemente malevoli, incorrendo nelle emozioni che generano quei sentimenti e comportamenti noti a tutti come i sette peccati capitali [2], perché quelle stesse energie negative portano alla disfatta.

- La magia deve portare armonia: non costringere mai alcuna persona ad amarvi.

- Non esistono contraddizioni in ciò che si crede: l'emozione regna sovrana.

- Umiltà, onore e rispetto sono la chiave per vivere con dignità magica, spirituale e morale.

---

[1] per effettuare incantesimi sugli altri (per aiutarli), è necessario che vi venga dato il loro esplicito permesso: non si muovono energie per altri se queste stesse persone non vogliono o non credono all'arte magica o ne hanno addirittura terrore!

[2] accidia: torpore delle proprie facoltà, malinconia ed indolenza nel vivere e nel compiere opere di bene per se stessi e per gli altri;
superbia: desiderio irrefrenabile di essere superiori fino al disprezzo delle leggi morali e del rispetto verso gli altri; la vanità è una forma di superbia (fare attenzione a non imbattervi!);
ira: irrefrenabile impulso a vendicare in maniera violenta un torto subìto;
gola: abbandono all'esagerazione in uno o più ambiti della propria vita; è detta anche ingordigia;
avarizia: mancanza di volontà a donare e a spendere ciò che si possiede;
invidia: stato emotivo ed esistenziale di tristezza verso il bene altrui
lussuria: desiderio irrefrenabile di compiere atti sessuali fini a se stessi.

- Non bisogna far del male, ma è necessario ripristinare l'equilibrio, affinché le energie continuino il loro moto dinamico in tutte le loro forme: solo così noi *siamo*!

Moniti magici

- Non fare del male a nessuno: agire sulle situazioni, non sulle persone a meno che non lo si ritenga necessario per liberarsi dalla schiavitù, intesa anche in senso morale e psicologico.

- Mai farsi dominare e sottomettere.

- Mantenere libera la propria anima, perché l'amore fluisca in Essa e la rigeneri, lasciando la sua *essenza* immutabile.

- L'amore, la libertà, l'essere se stessi e il "bene esistere" sono ciò per cui lottare e vivere attraverso l'aiuto della magia.

Chi uso cattivo della sua magia farà, la sua vita rovinerà.

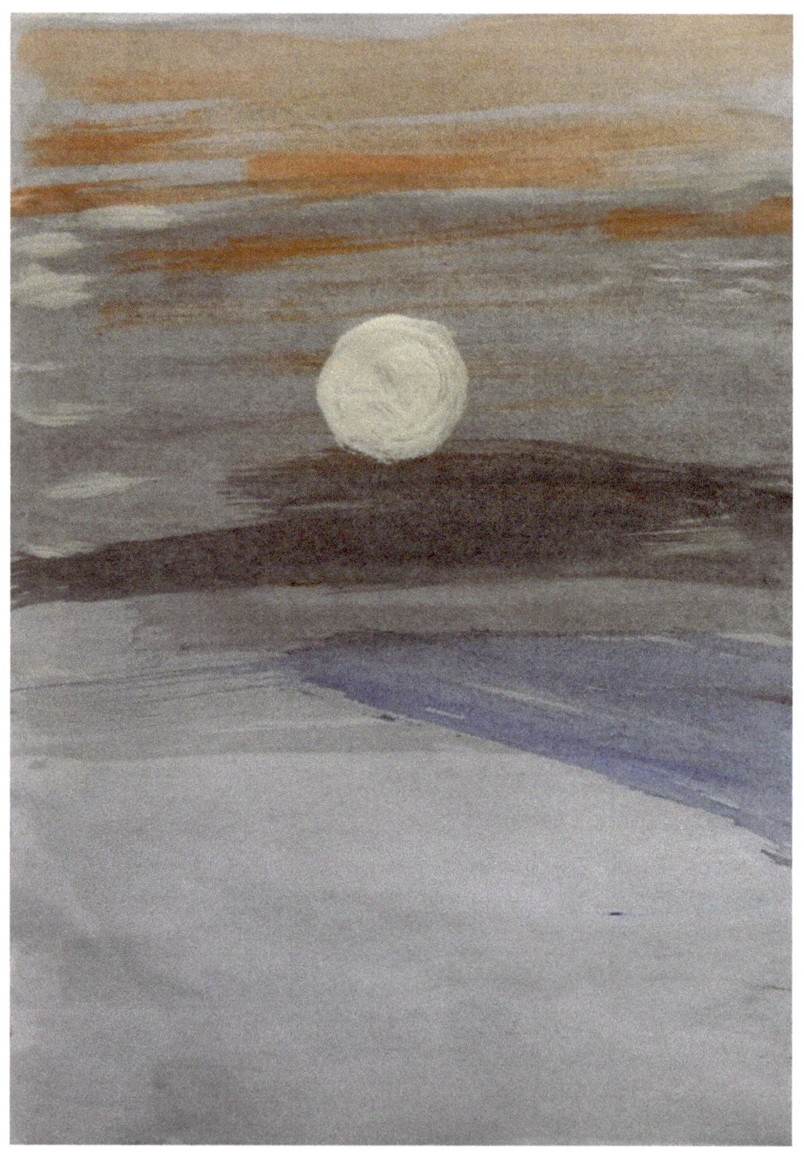

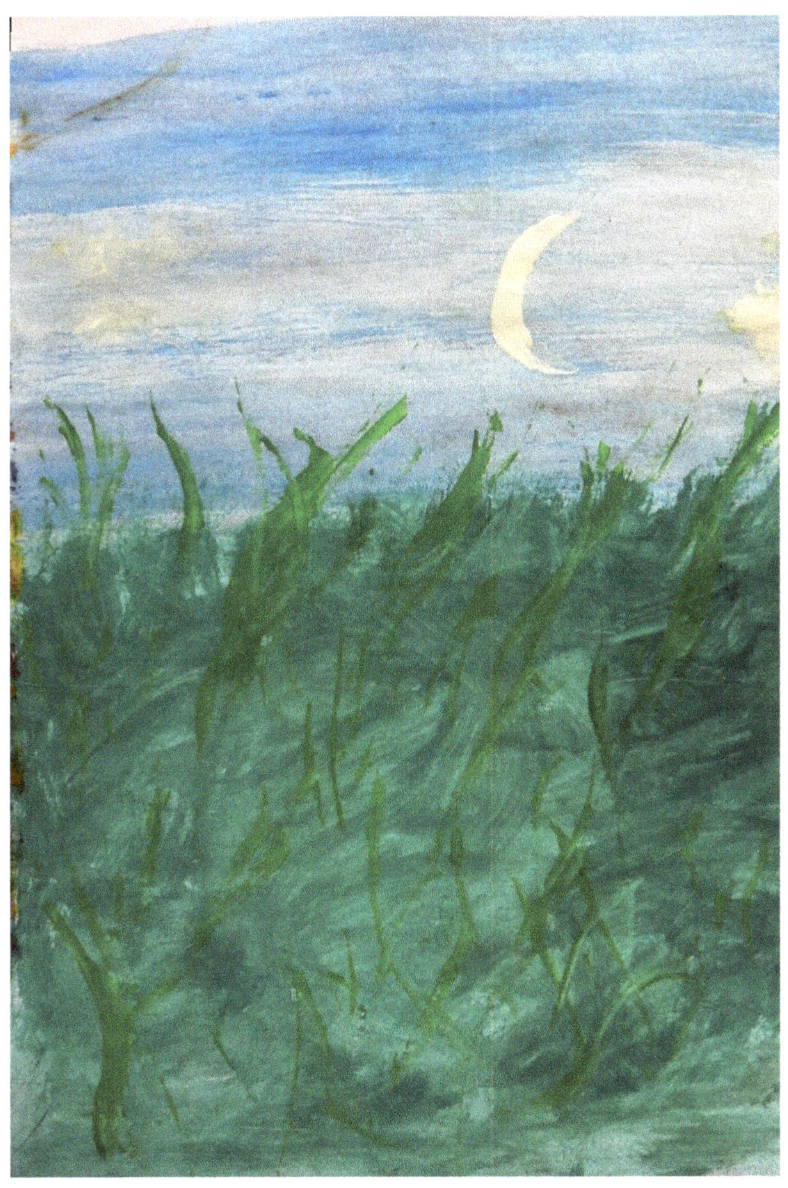

Capitolo III - La Luna, il Sole e la loro magia

La Luna e il Sole, così come i pianeti, le stelle e le galassie e tutto ciò che è presente nell'universo, esercitano una grande energia magica sulle creature che popolano la Terra. Senza la Luna e il Sole, senza i pianeti del sistema solare e le galassie e ogni altro prodigio celeste a noi noto e ignoto (pulsar, asteroidi, comete, costellazioni, stelle, buchi neri ecc..) semplicemente non esisteremmo.

La Luna e la sua magia

La Luna, essendo il satellite naturale del nostro pianeta, esercita su ogni creatura terrestre la sua energia. Dà corpo in magia al potere magico femminile, dolce e delicato, fragile e grazioso, armonioso ma allo stesso tempo complicato e spinoso, fuggevole e instabile, imperturbabile e distaccato, freddo e razionale. Da sempre nella maggior parte delle arti magiche la Luna è considerata la Signora della magia e la musa delle umane emozioni più profonde e del potere femminile. Testi di antica e moderna stregoneria incentrano sulla Luna i poteri delle *Streghe*.

Incanto alla Luna crescente

Nasce la Luna che cresce,

che porta energia alla vita mia.

Rigenerami, oh Luna, con la tua magia,

questa è la mia richiesta,

questa è la mia volontà

esaudiscimi, Signora della notte,

con la tua luce piena di pura energia,

così voglio e così sia!

Incanto alla Luna piena

Luna piena,

luminosa e sincera,

aiutami ad essere forte, saggia e serena;

donami l'energia magica con la tua magia,

perché io bene stia.

Lasciami vivere in un mondo di bene;

che il tuo potere abatta le barriere

della paura, dell'ignoranza e della malvagità,

custodiscimi con la tua magia,

piena d'amore e libertà;

custodisci i miei cari ed i miei animali, perché siano in salute,

felici e sani. Proteggi la mia magia,

questo è ciò che chiedo, questo è il mio volere e così sia!

Incanto alla Luna calante

Luna calante proteggi

Il mio corpo e la mia mente;

allontana da me i mali in ogni istante!

Signora del mare e della notte

lascia che la tua luce mi protegga;

che la tua ombra agisca

perché il nemico il suo danno subisca.

Luna, il tuo potere io invoco

perché le malattie e le malvagie magie

siano da me per sempre debellate

e con le tue energie per sempre allontanate.

Purifica il mio corpo,

proteggi il mio spirito,

illumina la mia mente,

rendi saggio il mio cuore.

Questo è ciò che chiedo alla tua magica energia,

questo è ciò che voglio e così sia!

Incanto alla Luna nuova

Luna nuova,

Luna fanciulla

portami con la tua energia

rinnovata e nuova magia.

Donami felicità e saggezza,

salute e armonia,

poteri magici ed allegria.

Luna fanciulla

affonda nel mio cuore

le radici della magia dell'amore,

espandi la mia magica energia

perché bene essa sia!

Così chiedo, così voglio e così è!

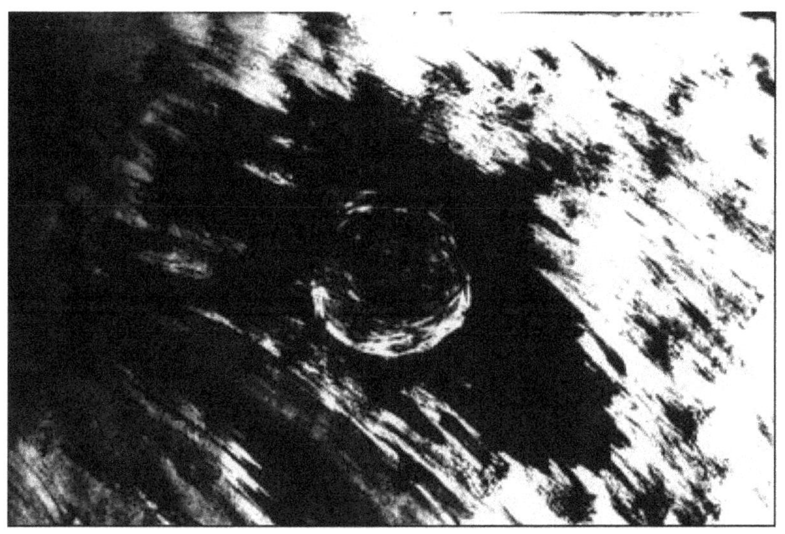

Ogni fase lunare dona energie magiche diverse:

- la *Luna crescente* porta a tutte le creature della Terra l'energia magica della crescita in ogni ambito della propria esistenza; porta creatività, fantasia, inventiva, espansione ed accrescimento, evoluzione e miglioramento; porta energia magica di sviluppo, passione, slancio, entusiasmo ed impegno, perché siano realizzati i nostri bisogni;

- la *Luna piena* porta il desiderio di amare, di creare e donare e dà l'energia magica, perché siano riconosciute le proprie virtù e vengano affermati i propri propositi;

- la *Luna calante* porta alle creature della Terra l'energia magica per purificarsi; la sua energia magica rivela e svela ciò che non va perché sia eliminato: porta l'energia magica di analizzare e valutare ciò di cui abbiamo davvero bisogno, perché sia rimosso il superfluo e ciò che è negativo in ogni ambito della nostra esistenza;

- la *Luna nuova* porta l'energia magica di rinnovarsi per migliorarsi e rafforzarsi, per trasformarsi, riadattarsi e ritemprarsi; i giorni immediatamente precedenti alla Luna Nuova portano un'energia magica che induce a ritirarsi nella propria intimità per ritrovare la propria personale e profonda spiritualità individuale, rafforzando così la propria magia.

La Luna blu

Periodicamente accade che ricorra due volte la Luna Piena nell'arco del medesimo mese; la seconda Luna Piena, che occorre, è denominata tradizionalmente *Luna blu*. A volte la presenza di polveri nell'atmosfera danno la percezione che la Luna piena assuma un colore azzurro, ma in realtà la cosiddetta Luna blu è la tredicesima Luna piena, che occorre in un anno, evento periodico, ma non frequente (accade ogni tre anni circa).

La Luna blu porta una speciale, unica e straordinaria energia magica, che può donare sorprese e grandi soddisfazioni e conforto; porta la magia per il raggiungimento di imprese impossibili.

E' anche tuttavia una Luna malinconica e solitaria, perché la sua energia magica generi calma e serenità, guarigione e risanamento, permettendoci di attivare le individuali doti interiori, mentali e spirituali. Con la Luna blu si possono operare incantesimi per trovare l'anima gemella e creare opere straordinarie; è un buon momento anche per la meditazione e la divinazione.

La Luna rossa

La *Luna rossa*, carica di energia magica, si verifica durante le sue eclissi. Durante l'eclisse di Luna, la luce del Sole, che irradia la Terra, è soggetta ad una rifrazione, che reinvia sulla Luna solo raggi di luce di colore rosso; ed è per questo che la Luna appare ai nostri occhi rossa. La Luna è rossa anche quando è bassa sull'orizzonte e ci appare più grande sempre per fenomeni di illusione ottica e rifrazione. In questo caso però la sua energia magica (anche se prende aspetti ed energie magiche del colore rosso) non ha attinenza con l'energia magica scaturita dalla Luna propriamente detta rossa. Durante le eclissi di Luna, la Terra interponendosi fra la Signora della magia ed il Sole (il Signore della magia e dell'energia della luce e del calore) impedisce alla sua luce di giungere alla Luna per illuminarla. Vengono temporaneamente bloccate quelle energie che il Sole le dona e pertanto la Luna, oscurata dalla Terra, lascia che il suo influsso magico si trasformi in una sorta di portale anche verso le oscure energie presenti nell'universo. Quando la Luna viene resa oscura dal Sole e dalla Terra e assume il colore rosso, è solitamente chiamata Luna di Sangue; e come il sangue fluisce donando nutrimento e ossigeno alle nostre cellule, portando via allo stesso tempo ciò che non è più riutilizzabile dal nostro organismo, così la Luna Rossa agisce magicamente in noi.

Osservare un'eclissi è sempre uno straordinario spettacolo della meraviglia magica dell'universo e sta a noi connetterci con la parte più intima di noi stessi, perché questo momento magico ci nutri dell'energie del sangue della vita.

La Superluna

La *Superluna* infine è quando la Luna si trova nel suo perigeo ovverosia nel punto più vicino alla Terra visto la sua orbita eccentrica. In questo particolare momento la Luna ci appare più grande. La maggior vicinanza alla Terra crea una maggiore energia ed influsso lunare anche magico. E' il tempo di amare, di creare e donare. Questa Luna rafforza ed aumenta il suo influsso di magica energia, ci dona maggior potere per affermarci e vivere secondo le nostre più spiccate facoltà e volontà personali. La Superluna tuttavia provoca una maggior probabilità che accadano terremoti, eruzioni vulcaniche e più ampie maree visto che le sue forze interagiscono con più intensità con la Terra rispetto al consueto. Ed è per questo che la sua energia è maggiore e può causare cambiamenti e trasformazioni magiche più rilevanti (come distruggere ciò che è per ciò che dovrà essere, perché sia migliore).

Colori, erbe, piante, fiori, frutta ed altri alimenti della Luna

I *colori* magici associati alla Luna sono bianco e nero (da usare solo per magia difensiva e nella fase di Luna nuova poco prima che essa si oscuri del tutto), anche se io suggerisco di usare il blu notte per i rituali ed incantesimi alla Luna nuova.

Quando si creano incantesimi alla Luna è necessario usare le erbe e le pietre ad essa abbinate.

Le *erbe*, *piante*, *fiori*, *frutta* o *verdura* ed altri alimenti per preparare pozioni, incensi e misture di erbe, da mettere attorno alla candela bianca o da mettere in un sacchetto o in una bambolina o in un cuscino o anche da utilizzare in bolliti per usi magici (da non mangiare o bere se c'è qualche ingrediente nocivo per il nostro organismo) o da usare per il bagno o per strofinarsi mentre si fa la doccia, sono:

- *alghe* (elemento acqua, energie magiche: psichiche, protettive, armonia)

- *aloe* (elemento acqua, energie magiche: protettive, fortuna)

- *anguria* (elemento acqua, energie magiche: guarigione)

- *broccoli* (elemento acqua, energie magiche: protettive)

- *burro* (elemento terra, energie magiche: spiritualità)

- *cactus* (elemento acqua; energie magiche: consapevolezza psichica)

- *camelia* (elemento acqua; energie magiche: ricchezza)

- *canfora* (elemento acqua; energie magiche: divinazione, salute, castità)

- *cavolfiore* (elemento acqua, energie magiche: protettive)

- *cavolo* (elemento acqua, energie magiche: protettive, denaro)

- *cetriolo* (elemento acqua, energie magiche: guarigione, pace)

- *cocco* (elemento acqua, energie magiche: coscienza psichica, purificazione, guarigione)

- *cotone* (elemento terra, energie magiche: protettive, curative, fortuna)

- *erba lunaria* (elemento acqua, energie magiche: amore, denaro)

- *eucalipto* (elemento acqua, energie magiche: protettive, curative)

- *funghi* (elemento terra, energie magiche: coscienza psichica)

- *gardenia* (elemento acqua, energie magiche: curative, amore, pace, spiritualità)

- *gelsomino* (elemento acqua, energie magiche: sogni profetici, sonno, spiritualità, amore, erotismo, benessere)

- *giglio* (elemento acqua, energie magiche: protettive, pace, allevia le pene d'amore, rompe gli incantesimi d'amore subìti)

- *latte* (elemento acqua, energie magiche: amore, spiritualità)

- *lattuga* (elemento acqua, energie magiche: pace, denaro, per non sposarsi)

- *legno di sandalo* (elemento acqua, energie magiche: curative, protettive, spiritualità, meditazione, esorcismo, erotismo, desideri)

- *lenticchie* (elemento terra, energie magiche: guarigione, prosperità, denaro)

- *limone* (elemento acqua, energie magiche: purificazione, amore, felicità, amicizia, longevità, forza fisica, guarigione, salute)

- *melone* (elemento acqua, energie magiche: salute, guarigione, purificazione)

- *malva* (elemento acqua, energie magiche: protettive, amore, esorcismo)

- *melissa* (elemento acqua, energie magiche: curative, amore, successo, benessere, purificazione)

- *mirra* (elemento acqua, energie magiche: protettive, curative, esorcismo, spiritualità, meditazione)

- *mirtillo nero* (elemento acqua, energie magiche: protettive, fortuna, rompe i malefici subìti, sonno)

- *muschio bianco* (elemento acqua, energie magiche: protettive, fortuna, denaro)

- *papaia* (elemento acqua, energie magiche: amore, protezione)

- *papavero* (elemento acqua, energie magiche: amore, fertilità, fortuna, benessere, sonno)

- *patata* (elemento terra, energie magiche: curative, protettive, usata nella magia delle immagini)

- *soia* (elemento terra, energie magiche: protettive, spiritualità, coscienza psichica)

- *uova* (elementi tutti – albume acqua, tuorlo fuoco, guscio terra, membrana aria; energie magiche: guarigione, protezione, divinazione)

- *uva* (elemento acqua, energie magiche: poteri mentali, fertilità, denaro)

- *zucca* (elemento terra, energie magiche: protettive, guarigione, denaro)

Pietre, cristalli e metalli della Luna

Le *pietre,* i *metalli* e i *cristalli* abbinati alla Luna sono i seguenti:

- *acquamarina* (pietra ricettiva, elemento acqua, energie magiche: purificazione, coraggio, pace, sensitività psichica)

- *argento* (metallo ricettivo, elemento acqua, energie magiche: amore, sensitività, protezione, denaro, viaggi, pace)

- *calcedonio* (pietra ricettiva, elemento acqua, energie magiche: protettive, contro gli incubi, pace, fortuna, allattamento, viaggi)

- *cristallo di quarzo* [3] (pietra ricettiva, elemento acqua, energie magiche: sensitività, allattamento, curative, guarigione)

---

[3] *è una pietra sia ricettiva che proiettiva, associata sia alla Luna che al Sole.*

- *madreperla* (pietra ricettiva, elemento acqua, energie magiche: protettive, ricchezza)

- *perla* (pietra ricettiva, elemento acqua, energie magiche: protettive, amore, fortuna, denaro)

- *pietra di luna* (pietra ricettiva, elemento acqua, energie magiche: protettive, amore, sensitività psichica, divinazione, sonno, giovinezza, aiuta quando si fa la dieta)

- *selenite* (pietra ricettiva, elemento acqua, energie magiche: energia, riconciliazione)

- *zaffiro* (pietra ricettiva, elemento acqua, energie magiche: magia difensiva, meditazione, sensitività psichica, pace, salute, potere, denaro).

Le pietre o i cristalli vengono utilizzati in magia, lasciando scorrere la propria energia personale magica all'interno della pietra stessa, tenendola semplicemente tra le mani. E' necessario tuttavia applicare la capacità creativa della mente (visualizzazione), perché il bisogno magico, l'emozione della sua realizzazione, si trasferisca nella pietra utilizzata nell'incanto magico.

In questo modo le pietre incantate vengono impiegate come amuleti o talismani o strofinate su parti dolenti del proprio corpo o appoggiate sui nostri centri energetici corporei (sulla base del coccige, sui genitali, sull'ombelico, sul cuore, sulla gola, nel centro della fronte, sulla testa dove è situata la cosiddetta "fontanella" di quando siamo neonati, sui cosiddetti *chakra*). Si possono anche   semplicemente porre sull'altare durante un rituale magico.

Il sole e la sua magia

Il *Sole* è la nostra stella: il Signore della magia e dell'energia della luce e del calore. E' l'astro attorno al quale la nostra esistenza gira. E' fonte dell'energia necessaria che consente alla vita di essere ed esistere.

Il suo moto armonico, al di sopra e al di sotto del piano galattico della nostra galassia (la via lattea), dona l'energia magica della vita, dell'armonia cangiante, creativa e rigenerativa e la sua luce è il principio ed il fondamento della nostra magica esistenza.

La vita è generata dalle sue energie e la sua luce contiene l'*essenza* dell' anima dell'universo.

In magia il Sole dà corpo al potere maschile, forte e vigoroso, resistente, travolgente e vitale, attivo e sicuro, ma anche pericoloso, impetuoso, violento, dirompente e inarrestabile.

Quando si verificano eclissi di Sole, il potere magico femminile della Luna prende il sopravvento per noi qui sulla Terra. La luce del Sole, oscurata dal passaggio della Luna, è bloccata e così restano bloccate le sue energie magiche, che irradia su di noi. Il Sole poi risorge dall'ombra della Signora della notte e porta con sé una nuova e rigenerata energia magica maschile, che propaga sulla Terra.

L'*eclisse di Sole* dona alla Luna magica forza travolgente, che la rafforza, intensificando la sua naturale e magica energia; è il momento in cui Sole e Luna si scambiano le loro reciproche energie senza interferenze terrestri. E' il momento in cui il Sole bacia la sua amata Luna e lei ricambia il suo amore restando sola innanzi a lui.

Durante le eclissi di Sole la Terra osserva lo spettacolo e attende la nuova energia solare e lunare, successiva all'eclissi, rigenerata e potenziata di nuove magiche energie.

Inno al Sole

Sole stammi vicino,

proteggimi tutto il giorno

e spiana il mio cammino.

Irradiami potere con la tua calda luce;

donami la magia di fare e di pensare in armonia,

perché con il tuo potere

la mia energia vada dove voglio che sia.

Sole dammi l'energia di vivere e creare

in armonia con l'energia

delle stelle del cielo, della terra, dell'aria e del mare.

Questo è ciò che chiedo alla tua potente energia,

donami

salute, benessere e fantasia.

Questa è la mia volontà e così sia!

Colori, erbe, piante, fiori, frutta ed altri alimenti del Sole

I *colori* magici associati al Sole sono l'arancione, l'oro o il giallo intenso.

Quando si creano incantesimi al *Sole*, analogamente a quanto già specificato per la Luna, è necessario usare le erbe e le pietre ad esso abbinate.

Le *erbe, piante, fiori, frutta* o *verdura* ed altri alimenti per preparare pozioni, incensi, misture di erbe da mettere attorno alla candela arancione, gialla o color oro o in un sacchetto o in una bambolina o in un cuscino o per bolliti per usi magici (da non mangiare o bere se c'è qualche ingrediente nocivo per il nostro organismo) o per il bagno o per strofinarsi, mentre si fa la doccia, sono:

- *acacia* (elemento aria, energie magiche: purificazione, spiritualità)

- *alloro* (elemento fuoco, energie magiche: protettive, curative, psichiche, forza, purificazione)

- *ananas* (elemento fuoco, energie magiche: protettive, curative, amore, denaro)

- *anacardo* (elemento fuoco, energie magiche: denaro)

- *angelica* (elemento fuoco, energie magiche: protettive, curative, visioni, esorcismo)

- *arancia* (elemento fuoco, energie magiche: protettive, amore, purificazione, consapevolezza psichica)

- *calendula* (elemento fuoco, energie magiche: protettive, poteri psichici, sogni premonitori, felicità, salute, benessere, aiuta nelle questioni legali)

- *camomilla* (elemento fuoco, energie magiche: amore, sonno, denaro, purificazione)

- *cannella* (elemento fuoco, energie magiche: poteri psichici, spiritualità, consapevolezza e coscienza psichica, amore, successo, denaro, potere, curativa, desideri sessuali, benessere, forza fisica)

- *cedro* (elemento fuoco, energie magiche: spiritualità, curative, protettive, denaro, forza)

- *cicoria* (elemento aria, energie magiche: amore, rimuove gli ostacoli, parsimonia, favori, invisibilità)

- *citrino* (elemento aria, energie magiche: psichiche, curative)

- *dattero* (elemento aria, energie magiche: forza, spiritualità)

- *eufrasia* (elemento aria, energie magiche: psichiche, mentali)

- *frassino* (elemento fuoco, energie magiche: amore)

- *garofano* (elemento fuoco, energie magiche: protettive, curative, forza, amore, potere magico)

- *ginepro* (elemento fuoco, energie magiche: protettive, esorcismo, purificazione, guarigione, salute, amore, contro i ladri)

- *ginseng* (elemento fuoco, energie magiche: curative, bellezza, amore, desideri e desideri sessuali)

- *incenso* (elemento fuoco, energie magiche: protettive, esorcismo, spiritualità, meditazione)

- *iperico* (elemento fuoco, energie magiche: protettive, forza, salute, felicità, divinazione per l'amore)

- *lime* (elemento fuoco, energie magiche: protettive, curative, amore, forza, purificazione)

- *nocciole* (elemento aria, energie magiche: protettive, saggezza, fertilità, mente cosciente, fortuna, contro i fulmini)

- *noci* (elemento fuoco, energie magiche: mentali, desideri, salute, fertilità)

- *oliva* (elemento aria, energie magiche: curative, protettive, pace, fertilità, potenza, desideri sessuali)

- *peonia* (elemento fuoco, energie magiche: protettive, esorcismo)

- *pompelmo* (elemento aria, energie magiche: purificazione)

- *quercia bianca* (elemento fuoco, energie magiche: protettive, curative, salute, fertilità, fortuna, denaro, potenza)

- *riso* (elemento aria, energie magiche: protettive, fertilità, desiderio sessuale, denaro, pioggia)

- *rosmarino* (elemento fuoco, energie magiche: protettive, guarigione, giovinezza, longevità, memoria, amore, mente cosciente, consapevolezza psichica, purificazione, sonno, esorcismo)

- *sesamo* (elemento fuoco, energie magiche: desideri sessuali, denaro, fertilità, protettive)

- *sorbo selvatico* (elemento fuoco, energie magiche: curative, psichiche, protettive, successo, potere)

- *vischio* (elemento aria, energie magiche: protettive, fertilità, esorcismo)

- *zafferano* (elemento fuoco, energie magiche: curative, psichiche, felicità, amore, desideri sessuali, forza).

Pietre, cristalli e metalli del Sole

Le *pietre*, i *cristalli* ed i *metalli* abbinati al Sole sono di seguito riportati:

- *ambra* (pietra proiettiva, elemento fuoco, energie magiche: fortuna, forza, protettive, salute, amore, bellezza)

- *antimonio* (metallo proiettivo, elemento fuoco, energie magiche: protettive)

- *calcite arancione* (pietra proiettiva, elemento fuoco, energie magiche: protettive e dona energia al corpo)

- *cornalina* (pietra proiettiva, elemento fuoco, energie magiche: protettive, eloquenza, pace, coraggio, energia sessuale, guarigione)

- *cristallo di quarzo* [4] (pietra proiettiva, elemento fuoco, energie magiche: : potere, protettive, guarigione, sensitività psichica)

- *diamante* (pietra proiettiva, elemento fuoco, energie magiche: protettive, guarigione, forza, coraggio, riconciliazione, pace, spiritualità, guarigione delle disfunzioni sessuali)

- *occhio di tigre* (pietra proiettiva, elemento fuoco, energie magiche: protettive, coraggio, energia, fortuna, denaro, divinazione)

---

[4] *è una pietra sia ricettiva che proiettiva, associata sia alla Luna che al Sole.*

- *oro* (metallo proiettivo, elemento fuoco, energie magiche: successo, forza, protettive, cura i disturbi sessuali maschili)

- *ottone* (metallo proiettivo, elemento fuoco, energie magiche: protettive, guarigione, denaro)

- *pietra da pipa* (pietra proiettiva, elemento fuoco, energie magiche: pietra sacra ai Sioux da non portare addosso, ma da tenere nella borsa delle medicine o sull'altare nei rituali magici per il potere)

- *topazio* (pietra proiettiva, elemento fuoco, energie magiche: protettive,salute, amore, denaro, utile nelle diete per perdere peso)

- *zircone* (pietra proiettiva, elemento fuoco, energie magiche: protettive, amore, bellezza, pace, guarigione, energia sessuale, contro i ladri)

- *zolfo* (pietra proiettiva, elemento fuoco, energie magiche: protettive, guarigione).

Il loro uso magico è analogo a quello indicato precedentemente per le pietre ed i cristalli abbinati alla Luna.

Le stagioni e la loro magia

E' importante, per utilizzare il potere magico che c'è in ognuno di noi, imparare a sincronizzarsi con le stagioni, così da sentire la magia del Sole dentro di noi.

La *Primavera*, nell'emisfero nord della Terra, dove vivo, inizia tra il 20 e il 21 marzo.

In questi giorni avviene l'equinozio (dal latino «notte uguale») di Primavera. L'equinozio di Primavera è un giorno magico speciale, visto che la Terra è illuminata dalla luce del Sole per esattamente lo stesso tempo di quando la sua luce assente la oscura. In questo giorno le energie della luce e della sua assenza consentono di acquisire potere magico importante e consistente per operare magia personale efficace in armonia con l'energia magica del Sole, che in questo giorno risveglia la Terra. Il Sole la riscalderà ed la illuminerà nei giorni a venire per più ore durante il giorno.

E' il giorno dell'inizio della Primavera, della freschezza e della vitalità da ritrovare, la vivacità che muove e crea nuove energie perché nuovi germogli possano aprirsi e sbocciare per prosperare, svilupparsi e vivere.

E' la magia della nascita.

Anche in noi può nascere in questo giorno l'energia magica, l'energia delle emozioni, quell'energia interiore e personale, che ci porta ad essere magici. Questo è il periodo giusto per iniziare a praticare la propria arte, la propria personale magia.

Connettersi con l'energia di questo giorno, consente di attuare incantesimi per i nuovi inizi, per risvegliare l'amore per sé e per gli altri, per rinsaldare il rapporto di coppia e per trovare un nuovo amore, per l'avvio di nuove attività e per la nascita di nuove idee ed opere anche magiche.

Comprare delle piantine di fiori da tenere sul balcone di casa per propiziare l'arrivo della Primavera.

I *colori* magici ad essa associati sono il bianco, il rosa, il verde e tutti i colori dei fiori.

L'*Estate* inizia tra il 20 e il 21 giugno.

In questi giorni avviene il solstizio (da latino «sole che si ferma») d'Estate. Il solstizio d'Estate è il giorno più lungo dell'anno: è il giorno di Mezza Estate. E' un giorno magico speciale, visto che segna l'istante in cui il sole raggiunge il suo punto più alto sul nostro orizzonte. A partire da quel momento la luce del giorno inizia a ridursi fino ad arrivare all'equinozio d'Autunno e per poi raggiungere il suo minimo al Solstizio d'Inverno.

L'energia magica dell'Estate è calda e rovente, come la passione e la rivalsa sui nemici, come l'ardente volontà a creare ed emergere ed a ribellarsi dalle schiavitù morali ed esistenziali, dalle ingiustizie e dai maltrattamenti per *essere* ed esistere.

L'aria è più calda è l'energia magica più ardente.

La magia di questo giorno ci dona un'energia magica cocente ed infuocata, avvolgente ed intensa. Si possono operare incantesimi per ogni proposito, perché il Sole è nella sua piena e realizzata forza magica e la Terra riceve i doni del suo potere con i frutti della Natura, perché l'ha resa feconda, prolifica e fertile. E' il giorno del potere della massima espressione magica della fertilità della Terra e delle sue creature. E' la vittoria del Sole e della sua luce. Questo giorno porta energia magica per fare incantesimi per il benessere, la salute, per la ricchezza, per la per la creatività, per la fantasia e l' ingegno, per la fertilità.

I *colori* magici associati all'Estate sono il rosso, il verde e il giallo e l'arancione.

L'*Autunno* inizia tra il 22 e il 23 settembre.

In questi giorni avviene l'equinozio di Autunno. E' un giorno magico speciale come l'equinozio di Primavera.

La Terra è illuminata dalla luce del Sole per esattamente lo stesso tempo di quando la sua luce assente la oscura, ma questa volta il Sole la riscalderà ed la illuminerà nei giorni a venire per meno ore durante il giorno.

In questo giorno l'energia magica porta a stabilizzarsi e a rafforzarsi, a mettere a posto tutto ciò che non va.

L'energia magica dell'Autunno fa adempiere ai propri obblighi anche spirituali verso se stessi. Dona energia magica che conduce verso una più profonda consapevolezza di sé e reca alla nostra energia magica personale serenità e fiducia. Si possono operare incantesimi per la spiritualità, per la protezione (anche della casa e degli animali domestici), per la coscienza psichica, per la pace, per il riposo, per avere tranquillità e pazienza nell'affrontare l'operosità e la laboriosità dell'esistenza in vista dell'Inverno. Si possono altresì eseguire rituali per favorire il lavoro e l'ottenimento dei risultati conseguiti, incantesimi di bando e per ritrovare oggetti e persone, che si sono allontanate da voi. Si raccolgono in questo periodo i frutti che l'energia della Primavera aveva fatto nascere e sbocciare.

In Autunno la magia della Natura che si respira conduce al silenzio e alla quiete del freddo Inverno.

I *colori* magici associati all'Autunno sono il marrone, il rosso e il viola.

L'*Inverno* inizia tra il 21 e il 22 dicembre.

In questi giorni avviene il solstizio d'Inverno.

Il solstizio d'Inverno è il giorno più corto dell'anno. E' un giorno magico speciale, visto che segna l'istante in cui il Sole raggiunge il suo punto più basso sul nostro orizzonte. A partire da quel momento la luce rinasce e inizia nuovamente ad illuminare per più tempo la Terra durante il giorno fino ad arrivare all'equinozio di Primavera, per poi giungere al suo culmine il giorno del Solstizio d'Estate. L'energia magica dell'Inverno è rigida e glaciale, fredda e distaccata.

La Natura resta in uno stato di torpore per poi tornare ad essere sveglia, rigogliosa e fertile a partire dalla Primavera.

Anche per noi è tempo di riflessione, di meditazione ed è un ottimo periodo per fare esercizi di rilassamento visto che si passa molto tempo in casa.

La magia di questo giorno porta la rinascita interiore e genera la volontà per rendere i nostri bisogni e i nostri desideri reali nel futuro e realizzarsi.

I *colori* magici associati all'Inverno sono rosso, bianco e nero.

Oltre alle stagioni, le *Streghe* festeggiano l'energia magica, che si verifica nei seguenti giorni dell'anno solare per accoglierne la magia:

- la notte tra il 30 aprile e il 1 maggio – *Vigilia di Maggio* è la festa dell'amore e delle unioni, giorno in cui le donne portano ghirlande e corone di fiori e si danza attorno all'albero di maggio per festeggiare la fertilità della terra; il colore magico usato in questo giorno è generalmente il bianco;

- la notte tra il 31 luglio ed il 1 agosto – *festa del 1° raccolto e del ringraziamento*, giorno in cui si fanno giochi e corse, danze e fuochi rituali; vengono preparate bamboline di grano e pane a forma di Sole; i colori magici di questo giorno sono arancione e rosso;

- la notte tra il 31 ottobre e il 1 novembre – *la fine dell'Estate*, la festa di *Ognissanti*, la festa di *Halloween* che è la notte in cui diventa più sottile la linea che separa il mondo dello spirito e il mondo fisico ed è il giorno per ricordare i nostri defunti; vengono intagliate zucche e rape da mettere a guardia della casa perché gli spiriti cattivi non vi entrino; i colori magici di questo giorno sono nero e rosso;

- la notte tra il 1 febbraio e il 2 febbraio – *festa delle luci*, giorno in cui si magnifica il ritorno della luce che porta nuova vita; è giorno in cui si benedicono le candele che verranno usate durante l'anno nei rituali magici; i colori magici di questo giorno sono blu e bianco e a volte anche verde o arancione.

In questi giorni l'energia magica attiva in noi un elevato potere spirituale e magico, perché ci si possa armonizzare completamente ai cicli naturali della Terra, della Luna, del Sole e dell'universo tutto per essere ed esistere in armonia con essi.

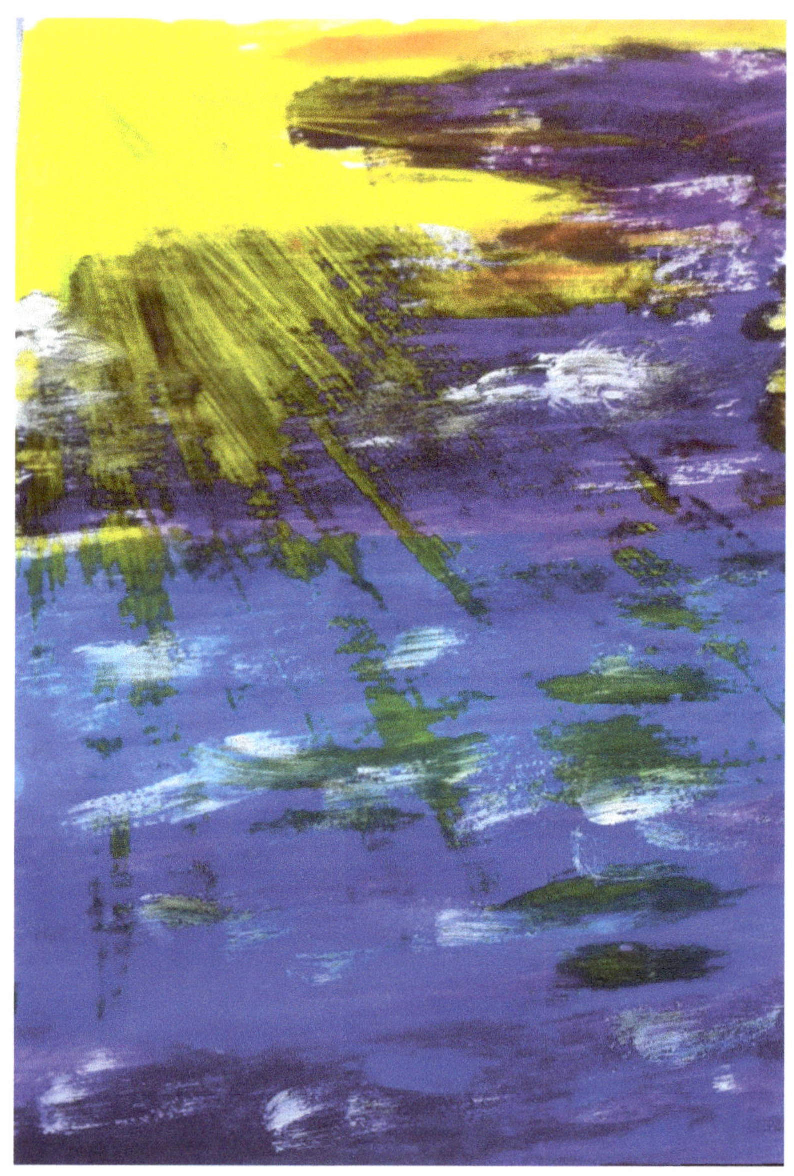

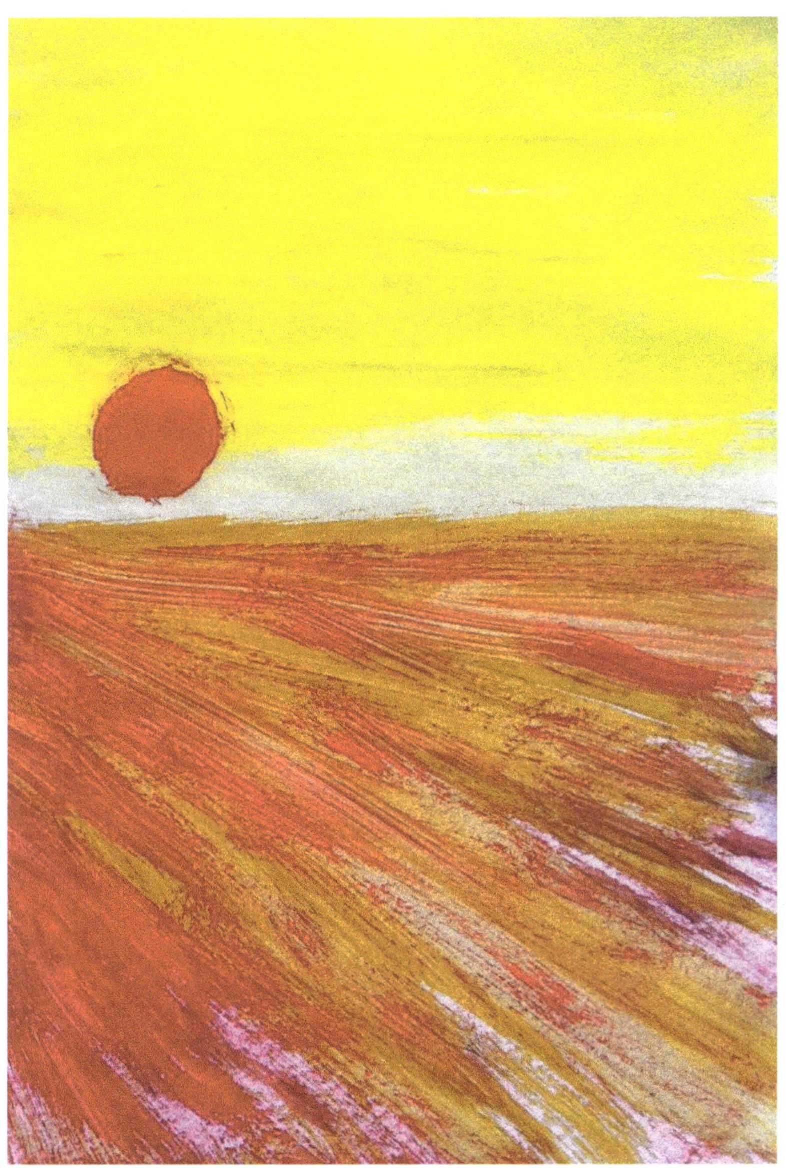

Capitolo IV - Magia d'amore

L'amore e la sua magia

L'amore è la più grande emozione magica, che si possa provare. E' un'energia magica immensa, che riesce a muovere le stelle, a far fiorire le piante e gli alberi, a farci nascere e vivere; riesce a farci resistere alle più gravi bassezze umane e a farci perdere noi stessi con la sua privazione e il distacco dalla sua energia; la sua mancanza, fa si che addirittura non si trovi più il vero sé in noi.

L'amore riesce a farci distruggere ciò che abbiamo per poi ricostruire e trovarsi a ricreare. E' l'emozione magica più grande, che fa nascere, ma fa anche "morire" in sua assenza. E' come la vita; e l'amore ne è la sua vera magia, perché noi "diventiamo" ciò che dobbiamo essere al di là di ogni mera illusione od ostacolo per la realizzazione della nostra piena esistenza.

Avete mai pianto dalla felicità? Avete mai sentito quell'emozione che vi apre l'anima a quel respiro immenso che è l'amore? Avete mai detto ti amo con tutto il vostro cuore e la vostra *essenza*?

Ogni essere vivente ogni particella è governata e retta da questa magia. L'amore permette di far respirare la nostra anima, ci permette di essere e di esistere magicamente e concretamente, aprendo lo spirito e la mente alle più alte idee ed opere d'arte, di vita e magia, che siano state realizzate.

L'amore è la forza motrice per la realizzazione dell'armonia. E' la vita che vive e che batte al ritmo del cuore dell'universo. Questa energia immensa e magica è in ognuno di noi e ci porta ad evolverci per essere ciò che dobbiamo essere in questa nostra esistenza, voluta dalle stesse forze ed energie dell'universo che l'hanno generato. E' la magia più grande ed assoluta, che spinge gli esseri umani ad immolarsi, a dare se stessi per un'idea, a dedicarsi agli altri, a prendersi cura degli animali e della natura. Ma è anche ciò che ci porta a fare le cose peggiori per soddisfare il desiderio di chi amiamo, a sperare di non esistere più quando l'amore finisce correndo il rischio di perdere per sempre la vera *essenza* per *essere* e bene esistere in armonia con le energie dell'universo tutto.

L'amore ha ispirato poeti, artisti e ha permesso creazioni di straordinarie opere d'arte eterne e la creazione del mondo.

Oggi ho riscoperto di amare di nuovo. E' un'emozione che mi permette di riaprire la mia anima al mio *essere* me e a ciò che mi circonda con una maggiore energia fisica, mentale, spirituale e magica. Spero che accada anche a voi.

Sostenere l'emozione magica dell'amore è una delle cose più belle, ma anche la più difficile, che la nostra *essenza* può sostenere.

Sonetto 116 (di William Shakespeare)

Non sia mai ch'io ponga impedimenti

all'unione di anime fedeli; Amore non è Amore

se muta quando scopre un mutamento

o tende a svanire quando l'altro s'allontana.

Oh no! Amore è un faro sempre fisso

che sovrasta la tempesta e non vacilla mai;

è la stella-guida di ogni sperduta barca,

il cui valore è sconosciuto, benché nota la distanza.

Amore non è soggetto al Tempo, pur se rosee labbra e gote

dovran cadere sotto la sua curva lama;

Amore non muta in poche ore o settimane,

ma impavido resiste al giorno estremo del giudizio:

se questo è errore e mi sarà provato,

io non ho mai scritto, e nessuno ha mai amato!

Domino il mondo

Domino il mondo con queste parole:

magia d'amore domina il mondo,

domina il mio cuore.

Perché io vinca ogni avversità,

che il mio amore via spazzerà.

Domino il mondo con queste parole:

magia d'amore rendi forte il mio cuore!

Domino il mio mondo con la magia,

così voglio e così sìa!

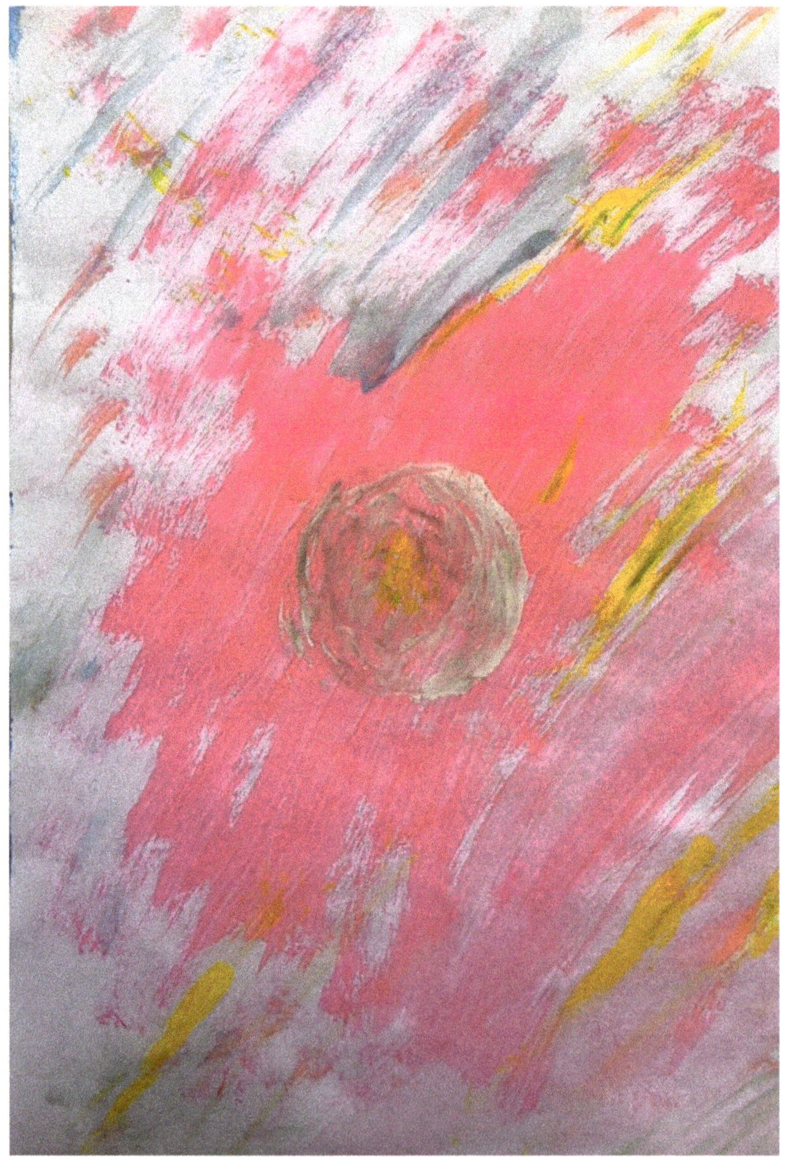

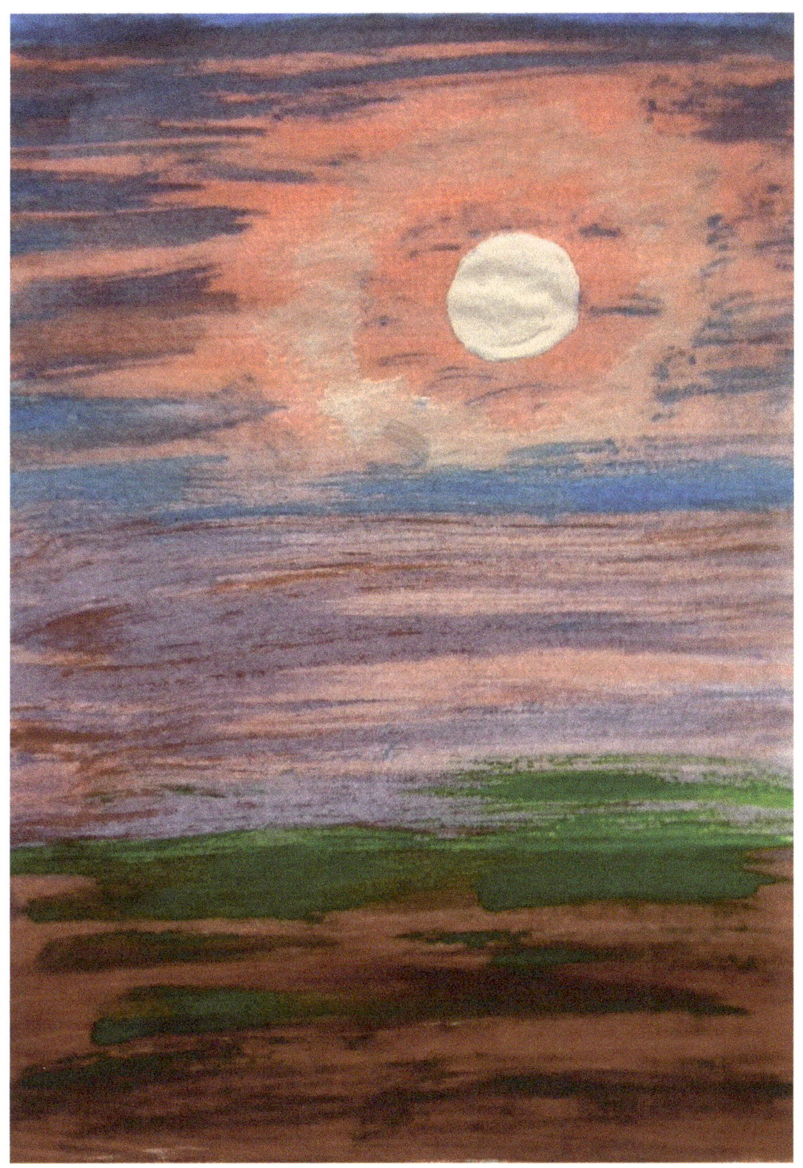

Incanto di guarigione con la magia dell'amore

Che il mio incanto funzioni

e che l'Amore rimuova da me i dolori.

Che l'Amore rigeneri il mio corpo e la mia mente;

che il suo potere fluisca in me possente.

E a chi mi è vicino, oh magia dell'Amore,

dona salute ed armonia,

perché con la tua energia questa mia volontà si renda vera

e così sia!

Incanto d'amore per chi è in coppia

Un sussulto d'amore riscalda il mio cuore per te

che sei in me con ardente passione.

Con l'energia delle stelle, della Luna e del mare

chiamo a me l'energia dell'amore solare:

Che la magia protegga il nostro amore,

ché possa vincere su tutto in eterna unione.

E cosi sia!

L'amore fra uomo e donna

L'amore fra uomo e donna è uno dei più complicati sentimenti da gestire. L'uomo e la donna sono specie diverse dello stesso genere: il genere umano. La loro unione genera l'amore e la vita nei casi fortunati.

Il rapporto fra uomo e donna è spesso complicato per la loro diversa *essenza* (la maschile e la femminile). Ma si può trovare l'amore vero, l'anima gemella?

La risposta è sì!

Secondo gli studi, condotti dall'antropologa e ricercatrice americana Helen Fisher, sulla natura dell'amore negli esseri umani, si è rilevato che tra uomo e donna ne esistono tre tipologie differenti:

- *amore sessuale* – attrazione magnetica e fisica dove estrogeni e testosterone annebbiano ogni altra emozione;

- *amore romantico* (attrazione) – si manifesta una reale mancanza fisica, chimica e psicosomatica, se la persona oggetto di desiderio non è vicina; si sviluppa in forti dosi la dopamina nel nostro cervello e si crea una vera e propria dipendenza;

- *amore a lunga durata* (attaccamento) – appagamento amoroso reciproco, compatibilità, soddisfazione; l'ossitocina e la serotonina rendono il rapporto amoroso stabile e duraturo.

La coesistenza delle suddette tipologie o fasi dell'amore sfocia nell'amore vero.

L'amore si manifesta e si sviluppa negli uomini e nelle donne allo stesso modo e ci si innamora tre o quattro volte nell'arco della vita.

Incantesimo per trovare l'anima gemella

Prendere delle candele rosa, fucsia o verde acceso.

Usarne una o tre dello stesso colore.

Incidervi su un cuore o due cuori incrociati o la runa dell'amore o comunque un simbolo, che per voi rappresenti il vero amore e l'anima gemella, usando l'athamè o un cristallo o con l'unghia del pollice della propria mano.

Porre sul vostro altare una piantina di piccole rose rosse o semplicemente una rosa rossa.

Ungere la candela con olio essenziale di una delle erbe riportate di seguito in questo Capitolo.

Mettere attorno alla candela le erbe scelte, formando in senso orario una circonferenza, affinché si formi un cerchio che la contenga.

Se si usano invece tre candele porre, al centro del cerchio, delimitato dalle erbe, l'incenso (conetti o bastoncini) o il brucia essenze con l'essenza di una delle erbe di seguito indicate.

Preparare, se volete, un incenso (pestando in un mortaio le erbe essiccate scelte e trasmettendo con questa azione la vostra emozione da mettere poi su un carboncino) da accendere prima della candela o delle tre candele usate, oppure preparare una pozione (bollito di acqua ed erbe scelte per l'incantesimo), perché il suo vapore inebri con il suo profumo la stanza.

Scegliere le erbe in numero dispari in funzione delle caratteristiche che si vuole che abbia la propria metà.

Scrivere su un foglio di carta le caratteristiche caratteriali, fisiche, morali e comportamentali della persona ideale per noi.

Disegnare la persona ideale su un altro foglio, che andrà bruciato con il fuoco della candela centrale o della singola candela accesa. Attenzione a ciò che si scrive, si disegna e si desidera: la magia ha strani modi di agire!

Essere precisi ed essenziali nell'elencare le caratteristiche della persona ideale e non strafare! Non scherzare con questo tipo di incantesimo! Ciò che viene chiesto e di cui abbiamo davvero bisogno arriverà!

Per svolgere l'incantesimo in maniera corretta è necessario porsi in uno stato d'animo puro, che conduce ad emozioni autentiche, spontanee e naturali, perché sia ricettivo all'amore.

Usare la capacità creativa della mente per visualizzare una situazione dove siete in presenza del vostro partner ideale, la vostra anima gemella.

Scrivere la propria volontà (il vostro incantesimo) di trovare l'anima gemella, il vero amore, il vostro partner ideale.

Enunciare la propria richiesta ad alta voce mentre si accende la candela o si accendono le tre candele.

Lasciare che le candele si consumino e l'incantesimo è lanciato!

Il foglio con scritte le caratteristiche della persona ideale andrà invece conservato nel proprio diario o libro magico e custodito in esso alla pagina dove scriverete il vostro personale incantesimo per trovare la vostra anima gemella.

Il destino vi condurrà alla vostra anima gemella.

E che l'amore sia!

La magia aiuta coloro che si rivolgono con cuore puro alla verità della sua stessa *essenza* e coloro che si accettano per ciò che sono senza pregiudizi e paure.

Fare attenzione a non prendersi gioco della magia. Usata male, la magia potrebbe ritorcersi contro di voi; e quella d'amore, vi si ritorcerebbe contro, mostrando i suoi aspetti più ossessivi, negativi e distruttivi, che solo l'amore può procurare. In questi casi l'unica soluzione è tagliare ogni tipo di contatto con la persona, oggetto del vostro desiderio amoroso.

Quando vedrai le stelle negli occhi dell'amato,

egli sarà chi per te l'universo ha creato!

Che l'Amore vi accompagni e vi protegga in eterno;

E così sia!

Incantesimi per l'amore

Gli incantesimi e i rituali per l'amore sono tanti; ce ne sono di antichi, come quello degli Romani di dividere una mela a metà, che viene poi mangiata dai due amanti, o di più moderni, come incantesimi dove viene utilizzata la magia dell'acqua e del mare (come ad esempio fare il bagno in coppia amandosi un po', usando, se si è in casa, sacchetti oppure oli naturali di erbe per l'amore).

Viene utilizzata la magia della corda (come ad esempio annodare tre nastri di seta di colore rispettivamente rosso, che rappresenta il corpo, bianco che rappresenta la mente e blu che rappresenta l'anima con un nastro rosa ed uno verde o semplicemente annodando due indumenti dei due amanti) e la magia delle immagini (come ad esempio fare due bamboline di cotone o seta cucite tra loro e riempite di erbe magiche d'amore).

Si possono preparare dei biscotti al cardamomo e mela o alla vaniglia ed essenza di rosa per alimenti e maggiorana o alla cannella e cacao, usando per l'impasto zucchero di canna, un pizzico di sale e un po'di buccia di limone, uova, latte e burro, dando ai biscotti una forma che rappresenta i due amanti o dei cuori.

Si possono semplicemente creare amuleti con le erbe o pietre o fiori o ingredienti magici, che posseggono l'energia dell'amore, mettendoli in una bottiglina da chiudere con un tappo di cera o in un cuscino a forma di cuore da regalare a chi si ama e così via.

E' importante che la persona amata sappia, e sia d'accordo, di fare l'incantesimo con voi o di ricevere in dono un oggetto magico.

Per lanciare incantesimi d'amore e svolgere rituali magici d'amore sono suggerite le fasi di *Luna crescente* e di *Luna piena* e sarebbe opportuno per la sua buona riuscita lanciare l'incantesimo poco dopo il tramonto o poco prima dell'alba, perché le energie magiche di ciò che ci circonda siano propizie alla riuscita dell'incanto.

Lasciare cadere da una finestra, da un balcone, da un parapendio in collina o in montagna petali di rosa o petali di fiori freschi per l'amore quando soffia il vento dell'ovest o il vento del sud: la magia del vento vi condurrà all'amore o consoliderà il rapporto già esistente portando nuova energia magica alla coppia.

Tenere nella stanza da letto un'essenza composta da magnolia, lavanda e loto per mantenere la fedeltà di coppia.

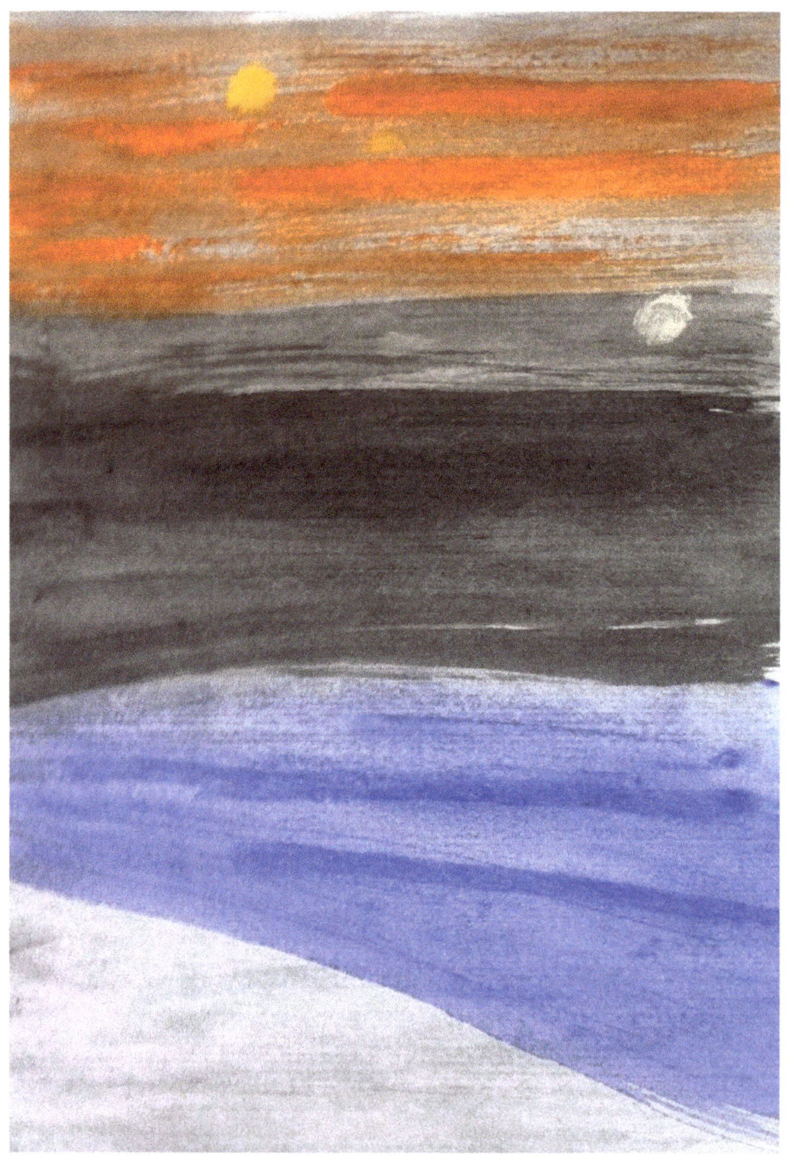

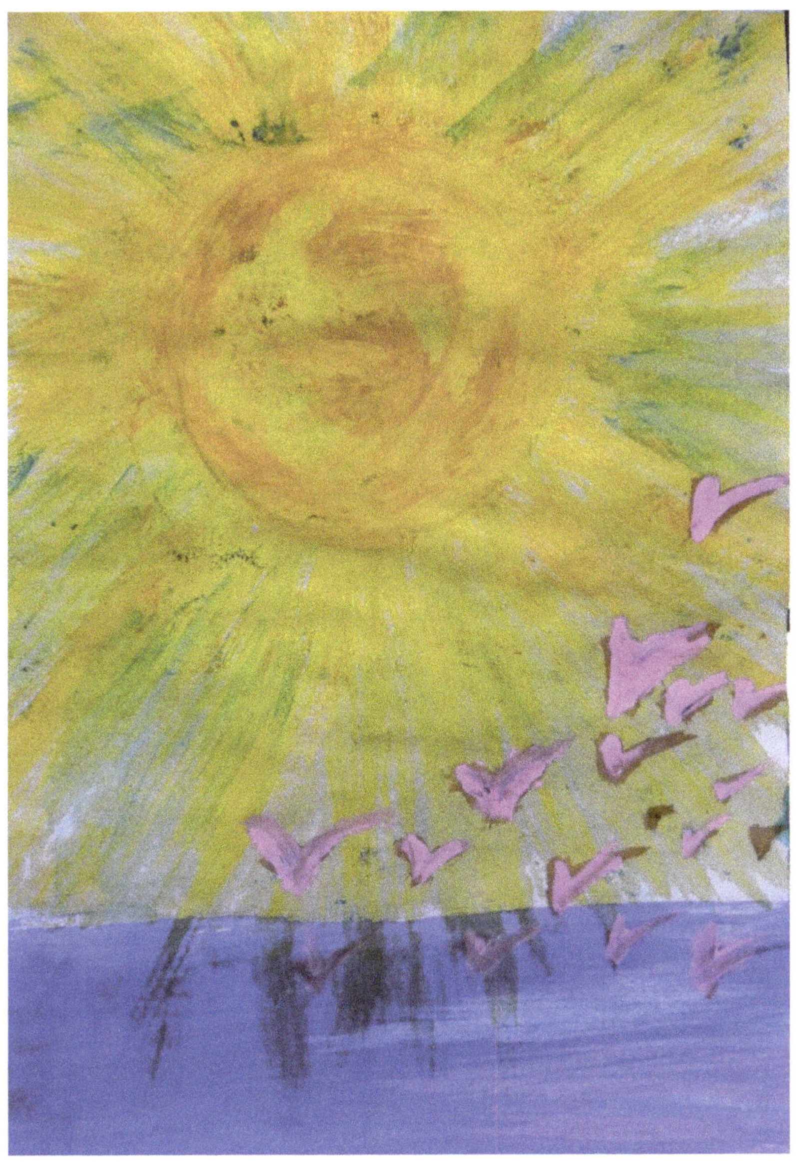

Mangiare liquirizia per essere più passionali; portare addosso un po' di maggiorana per promuovere l'amore o indossare una corona di foglie e fiori di mirto per tenerlo vivo; portare una noce addosso per stimolare la fertilità; mangiare olive per rinvigorire la potenza sessuale; mangiare papaia con la persona amata per rafforzare l'amore; non tagliare mai del prezzemolo quando si è innamorati; mangiare una torta al rabarbaro insieme al proprio amato per assicurarne la fedeltà; mangiare semi di sesamo per stimolare il desiderio sessuale; indossare una viola del pensiero per attirare l'amore; portare addosso del grano per favorire il concepimento; mangiare capperi per promuovere la guarigione dell'impotenza maschile; mangiare insieme alla persona desiderata la stessa bietola per innamorarsi sono solo alcuni degli incantesimi d'amore narrati dai testi di magia e hanno tutti una loro validità.

Colori, erbe, piante, fiori, frutta ed altri alimenti per l'amore

I *colori* magici associati alla magia d'amore sono rosa, fucsia, verde acceso e, nei casi in cui si cerca un amore saggio, nobile e luminoso, l'arancione.

Le *erbe*, i *fiori*, le *piante*, la *frutta* ed altri alimenti, impiegati in magia ed associati all'amore, sono:

- *acero* (elemento aria; energie magiche: amore, longevità)

- *achillea* (elemento acqua, energie magiche: amore,consapevolezza, coraggio)

- *albicocche* (elemento acqua; energie magiche: amore, pace)

- *ananas* (elemento fuoco; energie magiche: amore innocente, protezione)

- *aneto* (elemento fuoco; energie magiche: amore consapevole, desiderio sessuale)

- *anice* (elemento aria; energie magiche: amore)

- *arancia* (elemento fuoco; energie magiche: amore, purificazione)

- *avocado* (elemento terra; energie magiche: amore, bellezza)

- *banana* (elemento aria; energie magiche: amore, fertilità, potenza)

- *basilico* (elemento fuoco; energie magiche: amore, protezione)

- *biancospino* (elemento fuoco; energie magiche: amore, protezione)

- *bietola* (elemento terra; energie magiche: amore)

- *camomilla* (elemento fuoco, energie magiche: amore, purificazione, sonno)

- *canna da zucchero* (elemento acqua, energie magiche: amore, desideri sessuali)

- *cannella* (elemento fuoco, energie magiche: amore cosciente, protezione, potenza desideri sessuali)

- *cappero* (elemento acqua, energie magiche: amore, cura l'impotenza maschile, desideri sessuali)

- *cardamomo* (elemento acqua, energie magiche: amore, desideri sessuali)

- *carota* (elemento fuoco, energie magiche: fertilità, desideri sessuali)

- *carruba* (elemento acqua, energie magiche: amore)

- *castagna* (elemento fuoco; energie magiche: amore cosciente)

- *cetriolo* (elemento acqua; energie magiche: fertilità, curative, per mantenersi casti)

- *chiodi di garofano* (elemento fuoco; energie magiche: amore, protezione)

- *ciclamino* (elemento acqua; energie magiche: fertilità, protezione, desideri sessuali. Felicità)

- *cicoria* (elemento aria, energie magiche: amore, rimuove gli ostacoli)

- *ciliegie* (elemento acqua, energie magiche: amore)

- *cioccolato* (elemento fuoco; energie magiche: amore)

- *coriandolo* (elemento fuoco; energie magiche: amore, curative, desideri sessuali, memoria, salute)

- *cumino* (elemento fuoco, energie magiche: protezione, fedeltà)

- *datteri* (elemento aria; energie magiche: amore, spritualità, forza, fertilità)

- *erba lunaria* (elemento acqua, energie magiche: amore)

- *fagioli* (elemento aria, energie magiche: amore, potenza sessuale, riconciliazione)

- *felce maschio* (elemento aria, energie magiche: amore e fortuna)

- *fichi* (elemento fuoco; energie magiche: amore, desideri sessuali, fertilità maschile)

- *fiordaliso* (elemento acqua, energie magiche: amore)

- *fragole* (elemento acqua, energie magiche: amore e fortuna)

- *gardenia* (elemento acqua, energie magiche: amore, pace, curative)

- *garofano* (elemento fuoco; energie magiche:amore e salute)

- *gelsomino* (elemento acqua, energie magiche: amore, pace, desideri sessuali, sonno)

- *geranio* (elemento acqua, energie magiche: amore, felicità, protezione, fertilità, salute)

- *giacinto* (elemento acqua, energie magiche: fa superare le pene d'amore, protezione, felicità)

- *giaggiolo* (elemento acqua; energie magiche: amore, protezione)

- *giglio* (elemento acqua, energie magiche: protezione, rompe i legamenti d'amore)

- *ginepro* (elemento fuoco, energie magiche: amore, protezione)

- *ginseng* (elemento fuoco; energie magiche: amore, desideri sessuali, curative)

- *girasole* (elemento fuoco; energie magiche: amore)

- *gramigna* (elemento terra; energie magiche: amore, felicità, desideri sessuali)

- *invidia* (elemento aria; energie magiche: amore, desideri sessuali)

- *lampone* (elemento acqua; energie magiche: amore, protezione, felicità)

- *latte* (elemento acqua; energie magiche: amore, spiritualità)

- *lattuga* (elemento acqua; energie magiche: amore e per ridurre il desiderio sessuale)

- *lavanda* (elemento aria; energie magiche: amore, felicità, pace, protezione, longevità, purificazione, castità)

- *legno di aloe* (elemento acqua; energie magiche: amore, prosperità)

- *lillà* (elemento acqua, energie magiche: amore, purificazione)

- *lime* (elemento fuoco, energie magiche: amore, protezione, curative, forza fisica)

- *limone* (elemento acqua; energie magiche: amore, amicizia, purificazione, longevità, salute e forza fisica)

- *liquirizia* (elemento acqua; energie magiche: amore, desideri sessuali, fedeltà)

- *maggiorana* (elemento aria; energie magiche: amore, felicità, salute)

- *malva* (elemento acqua; energie magiche: amore, protezione)

- *mandragola* (elemento fuoco, energie magiche: amore, protezione, fertilità, salute)

- *mango* (elemento fuoco, energie magiche: amore, desideri sessuali, protezione)

- *margherita* (elemento acqua; energie magiche: amore, desideri sessuali)

- *mela* (elemento acqua; energie magiche: amore, salute. pace)

- *mela cotogna* (elemento terra; energie magiche: amore, protezione)

- *melegueta* (elemento fuoco; energie magiche: amore, fortuna, desideri sessuali)

- *melissa* (elemento acqua; energie magiche: amore, successo, curative, purificazione)

- *melagrano* (elemento fuoco; energie magiche: fertilità, creatività, benessere e fortuna)

- *menta verde* (elemento acqua; energie magiche: amore, amore mentale, curative)

- *menta piperita* (elemento aria; energie magiche: desideri sessuali, purificazione, curative)

- *miele* (elemento aria; energie magiche: amore, desideri sessuali, purificazione, salute, felicità, saggezza e spiritualità)

- *mimosa* (elemento acqua; energie magiche: amore, sogni premonitori, protezione, purificazione)

- *mirto* (elemento acqua; energie magiche: amore, gioventù)

- *mora* (elemento acqua; energie magiche: sesso)

- *narciso* (elemento acqua; energie magiche: amore, fertilità, fortuna)

- *nocciole* (elemento aria; energie magiche: fertilità, protezione, saggezza)

- *noce moscata* (elemento acqua; energie magiche: fedeltà)

- *noci* (elemento fuoco, energie magiche: fertilità)

- *oliva* (elemento aria; energie magiche: desideri sessuali)

- *olmo* campestre (elemento aria; energie magiche: amore)

- *orchidea* (elemento acqua; energie magiche: amore)

- *orzo* (elemento terra; energie magiche: fertilità, desideri sessuali, curative, protezione)

- *papaia* (elemento acqua; energie magiche: amore, protezione)

- *papavero* (elemento acqua; energie magiche: amore, fertilità, fortuna)

- *patata dolce* (elemento acqua; energie magiche: amore, desideri sessuali)

- *patchouli* (elemento terra; energie magiche: amore, fertilità, forza fisica, desideri sessuali, erotismo)

- *pera* (elemento terra; energie magiche: amore, desideri sessuali, longevità)

- *pesca* (elemento acqua; energie magiche: amore, salute, felicità, saggezza, longevità)

- *pigna* (elemento aria; energie magiche: fertilità)

- *pinoli* (elemento aria; energie magiche: amore, forza fisica, protezione)

- *piselli* (elemento acqua; energie magiche: amore)

- *pistacchi* (elemento terra; energie magiche: amore, rompe gli incantesimi d'amore subìti)

- *pomodori* (elemento acqua; energie magiche: amore, protezione, salute)

- *porri* (elemento fuoco; energie magiche: amore, forza fisica)

- *prezzemolo* (elemento aria, energie magiche: protezione, desideri sessuali)

- *quercia bianca* (elemento fuoco; energie magiche: fertilità, fortuna, salute)

- *rabarbaro* (elemento terra; energie magiche: amore, fedeltà, protezione)

- *ravanello* (elemento fuoco; energie magiche: desideri sessuali, protezione)

- *riso* (elemento aria; energie magiche: fertilità, protezione, benessere)

- *rosa* (elemento acqua; energie magiche: amore, felicità, amore consapevole, fortuna, protezione, erotismo, bellezza)

- *rosmarino* (elemento fuoco; energie magiche: amore, protezione, desideri sessuali, curative, giovinezza, amore consapevole)

- *ruta* (elemento fuoco; energie magiche: amore, desideri sessuali, curative)

- *salice bianco* (elemento acqua; energie magiche: amore, protezione, curative, divinazione d'amore)

- *sandalo bianco* (elemento acqua; energie magiche: desideri sessuali)

- *sangue di drago* (elemento fuoco; energie magiche: amore, desideri sessuali, curative, protezione, potenza)

- *sedano* (elemento fuoco; energie magiche: sesso, pace)

- *segale* (elemento terra; energie magiche: amore e fedeltà)

- *senape* (elemento fuoco; energie magiche: fertilità)

- *sesamo* (elemento fuoco; energie magiche: fertilità, desideri sessuali, protezione)

- *susine* (elemento acqua; energie magiche: amore, protezione)

- *tamarindo* (elemento acqua; energie magiche: amore)

- *tiglio* (elemento aria; energie magiche: amore, fortuna, protezione)

- *timo* (elemento acqua; energie magiche: amore, amore mentale, salute, curative, purificazione, sonno, coraggio)

- *trifoglio* (elemento aria; energie magiche: amore, fedeltà, successo, protezione)

- *tulipano* (elemento terra; energie magiche: amore, purificazione, prosperità)

- *valeriana* (elemento acqua; energie magiche: amore, protezione, purificazione, sonno)

- *vaniglia* (elemento acqua; energie magiche: amore, desideri sessuali, forza fisica e magica)

- *verbena* (elemento terra; energie magiche: amore, protezione, benessere, giovinezza, castità, sonno)

- *viola del pensiero* (elemento acqua; energie magiche: richiama l'amore, divinazione d'amore)

- *viola mammola* (elemento acqua; energie magiche: amore, fortuna, protezione, desideri sessuali, curative, pace)

- *vischio* (elemento aria; energie magiche: amore, protezione, fertilità, salute)

- *zafferano* (elemento fuoco; energie magiche: amore, desideri sessuali, energia fisica e psichica, curative, felicità)

- *zenzero* (elemento fuoco; energie magiche: amore, benessere, successo, potere)

- *zucchero* (elemento acqua, energie magiche: amore).

Pietre, metalli e cristalli per l'amore

Le *pietre*, *metalli* e i *cristalli*, che richiamano, trasmettono e trattengono l'energia magica dell'amore, sono i seguenti:

- *agata verde* o *muschiata* (pietra ricettiva, elemento terra, energie magiche: contro la sterilità, per propiziare la felicità ed il benessere, per rendere chi la possiede attraente e piacevole)

- *ambra* (pietra proiettiva, elemento fuoco, energie magiche: amore, bellezza e salute, fortuna, protezione)

- *ametista* (pietra ricettiva, elemento acqua, energie magiche: amore, felicità, pace)

- *argento* (metallo ricettivo, elemento acqua, energie magiche: amore, protezione, pace)

- *berillo* (pietra ricettiva, elemento acqua, energie magiche: amore, energia e sensitività)

- *calcite rosa* (pietra ricettiva, elemento acqua, energie magiche: amore, benessere ed equilibrio)

- *cornalina* (pietra proiettiva, elemento fuoco, energie magiche: energie sessuali, protezione)

- *corallo* (pietra ricettiva, elemento acqua, energie magiche: regola il ciclo femminile, amore, protezione)

- *crisocolla* (pietra ricettiva, elemento acqua, energie magiche: amore, saggezza)

- *crisoprasio* (pietra ricettiva, elemento terra, energie magiche: amicizia, felicità, fortuna)

- *eliolite* (pietra proiettiva, elemento fuoco, energie magiche: potenza sessuale, protezione)

- *geode* (pietra ricettiva, elemento acqua, energie magiche: fertilità, nascita)

- *giada* (pietra ricettiva, elemento acqua, energie magiche: amore, benessere e prosperità, protezione)

- *lapislazzuli* (pietra ricettiva, elemento acqua, energie magiche: amore, fedeltà, gioia, coraggio, protezione)

- *malachite* (pietra ricettiva, elemento terra, energie magiche: amore, protezione)

- *magnetite* (metallo ricettivo, elemento acqua, energie magiche: amore, fedeltà, promuove la guarigione per disturbi sessuali maschili, protezione)

- *olivina* (pietra ricettiva, elemento acqua, energie magiche: amore, fortuna, benessere)

- *oro* (metallo proiettivo, elemento fuoco, energie magiche: promuove la guarigione per disturbi sessuali maschili, protezione, successo)

- *perla* (pietra ricettiva, elemento acqua, energie magiche: amore, fortuna, protezione)

- *pietra di luna* (pietra ricettiva, elemento acqua, energie magiche: amore, divinazione, sonno, protezione)

- *rame* (metallo ricettivo, elemento acqua, energie magiche: amore, fortuna, guarigione, protezione)

- *sarda* (pietra proiettiva, elemento fuoco, energie magiche: amore, favorisce il parto, protezione)

- *smeraldo* (pietra ricettiva, elemento terra, energie magiche: amore, benessere, protezione)

- *tormalina rosa* (pietra ricettiva, elemento acqua, energie magiche: amore, amicizia)

- *turchese* (pietra ricettiva, elemento terra, energie magiche: amore, amicizia, fortuna, protezione, coraggio)

- *zaffiro* (pietra ricettiva, elemento acqua, energie magiche: amore, pace, benessere)

- *zircone giallo* (pietra proiettiva, elemento fuoco, energie magiche: amore e per aumentare l'energia sessuale).

Possono essere utilizzate per richiamare a sé l'amore o per consolidarlo, lasciando scorrere la propria energia personale magica, le proprie emozioni amorose, all'interno della pietra stessa, tenendola semplicemente tra le mani e visualizzando il bisogno magico e l'emozione della sua realizzazione.

Le pietre magiche, incantate per l'amore, possono essere impiegate come amuleti o talismani da tenere per sé o da regalare alla persona amata (a patto che conosca e sia d'accordo sulla funzione dell'amuleto o talismano stesso).

Possono essere strofinate o appoggiate sui genitali maschili o femminili, sull'ombelico o sul cuore perché sortiscano il loro magico effetto.

Si possono anche semplicemente porre sull'altare durante il rituale magico d'amore.

I rituali d'amore non soddisfano bramosie né tantomeno devono indurre qualcuno ad amarvi. L'amore è una pulsione umana antica e ancestrale ed è la primordiale energia magica della nostra *essenza*. Questa energia magica va indirizzata verso persone che accolgono con gioia profonda il nostro amore.

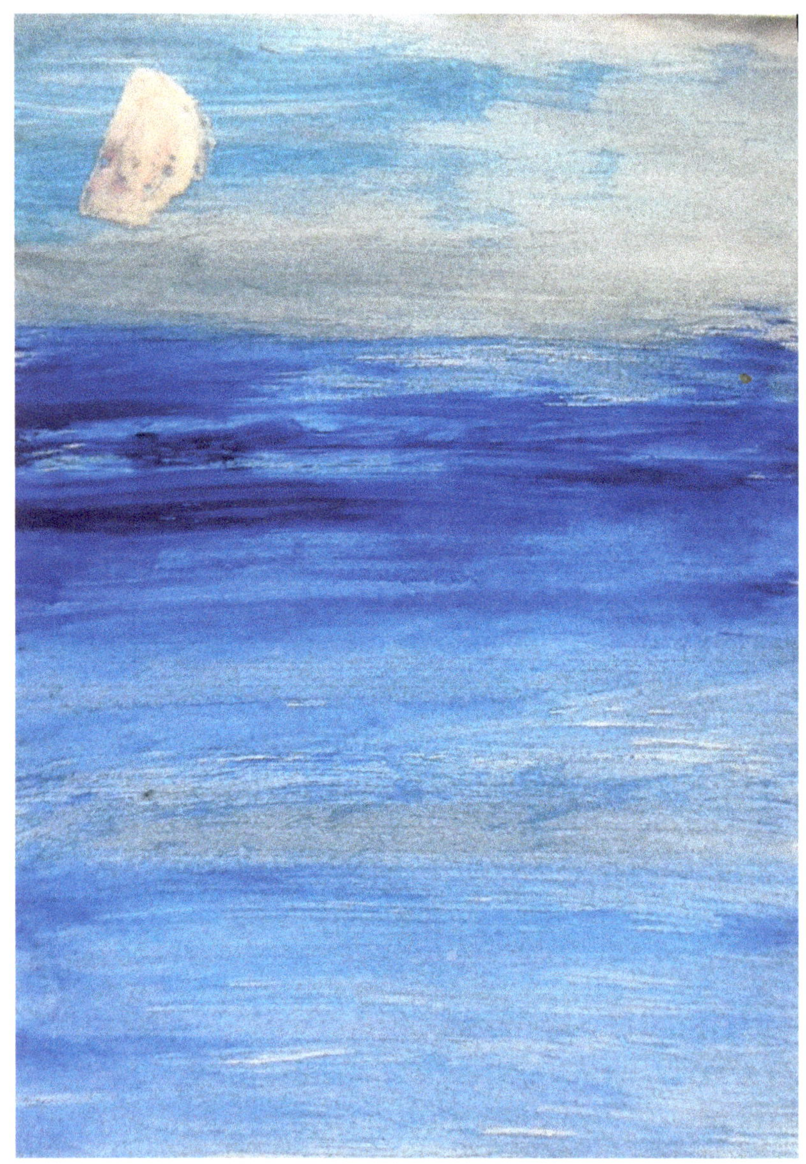

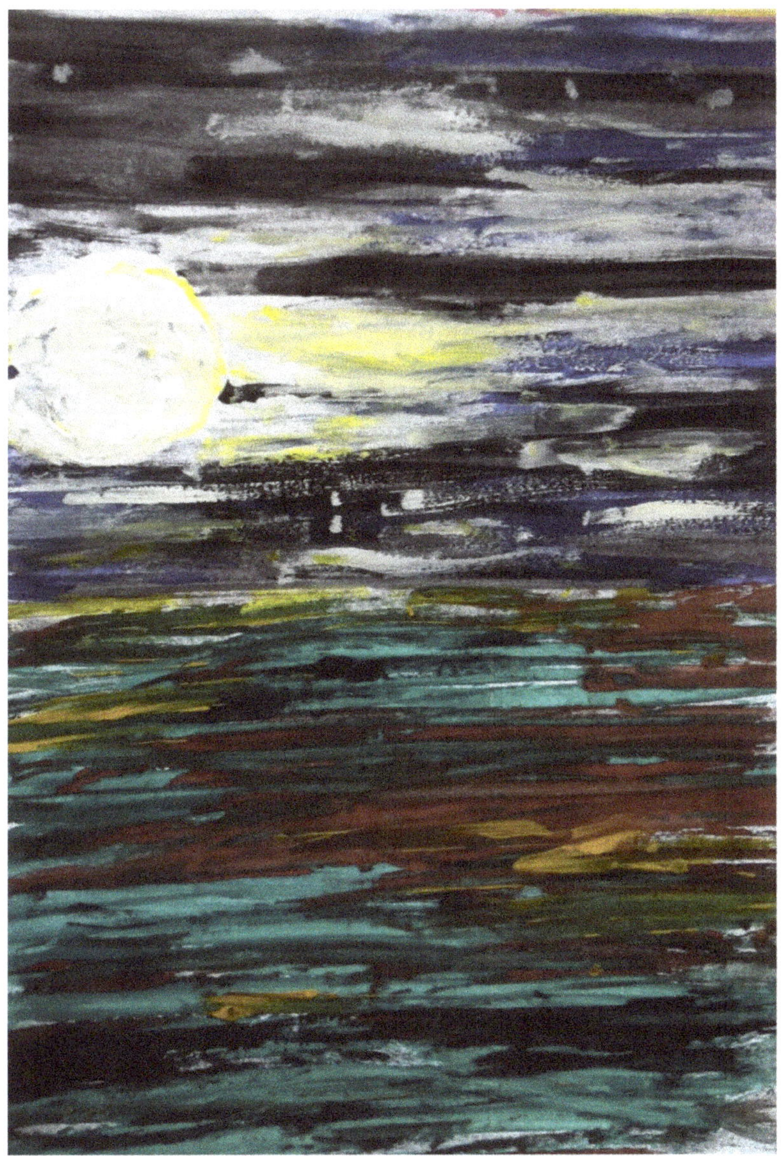

Capitolo V - Magia protettiva e difesa magica

Proteggersi in magia è molto importante. Proteggersi nella vita, proteggere le proprie sane idee e le proprie aspirazioni, proteggere chi si ama, proteggere gli animali e la natura è uno dei compiti di chi pratica magia.

Come già specificato nel Capitolo II, le *Streghe* erano in realtà per lo più donne, che conoscevano le erbe ed il loro utilizzo. La loro esperienza tramandata ha consentito l'uso delle erbe e delle essenze naturali in vari impieghi oltre al nutrirsi e a fare magia.

Le caratteristiche nutrienti e a noi benefiche delle erbe, dei fiori, della frutta, della verdura, degli ortaggi sono la base della scienza della nutrizione, della profumeria e cosmesi, della tintoria dell'industria tessile, della medicina naturale e non solo. Le loro energie magiche sono intrinseche all'erba stessa, fiore, frutto, verdura od ortaggio che sia, e ne costituiscono la loro naturale essenza. Ecco che in magia l'uso delle erbe, anche allo scopo protettivo, crea una concentrazione di energie magiche, che permettono la riuscita dell'incantesimo personale eseguito con la propria ed unica emozione magica.

Difendersi e combattere un nemico e la sua negatività è un'azione magica molto delicata ed acuta.

Si lanciano incantesimi di difesa personale dopo aver subìto attacchi ingiusti e malevoli volti solo a mettere in ombra e far spegnere ciò che è speciale ed unico in ognuno di noi ovverosia le nostre emozioni, il nostro modo di pensare, la nostra fisicità, il nostro modo d'essere ed esistere per essere se stessi, vivendo secondo la propria volontà.

Quando si operano rituali di protezione, è necessario adoperarsi perché le emozioni, suscitate dal danno subìto, non ci distruggano o creino conflitto dannoso ad altri che amiamo.

Le forti emozioni vanno incanalate in uno stato più profondo di coscienza, al fine di permettere alla psiche e alla mente di elaborare l'azione più giusta in assoluto, perché per vincere, proteggersi e difendersi è necessario *essere nel giusto*.

Ed è questo ciò che garantisce la riuscita degli incantesimi protettivi e di difesa.

Regole per difendersi e combattere un nemico

- Fidarsi del proprio intuito.

- Osservare l'agire della persona negativa che vi ostacola o vi danneggia.

- Mettere alla prova il nemico per osservarne il comportamento.

- Definire la strategia migliore.

- Confondere il nemico.

- Effettuare incantesimi di purificazione e bando delle negatività, di protezione fisica, mentale e magica.

- Usare fantasia ed intelletto durante la battaglia, senza farsi dominare dai bassi istinti

- Non far prevalere alcun sentimento d'odio altrimenti il nemico avrebbe la meglio

- Il senso del giusto deve regnare nella nostra mente, nel nostro spirito e nel nostro essere magici.

- Non farsi sedurre né ammaliare né compare né accettare compromessi e non sottomettersi.

- Concentrarsi sullo scopo difensivo magico per agire consapevolmente e con purezza emozionale.

- Usare l'intuito magico per agire.

Quando a battaglia in corso si sarà gettato il *seme del ripristino dell'armonia*, esso distruggerà tutte le negatività, compreso il male causato dal nemico; ciò farà rinascere il luogo ed il contesto, dove il nemico aveva gettato il suo male, secondo un nuovo ordine d'armonia.

Infine la *rinuncia* alla battaglia attiva la lotta fra gli stessi che hanno contribuito al male (agito e pensato).

Lasciare il campo libero ai nemici, spesso conduce alla vittoria personale ed introspettiva, destabilizzando il nemico stesso, la situazione malevola ed il male alle sue fondamenta.

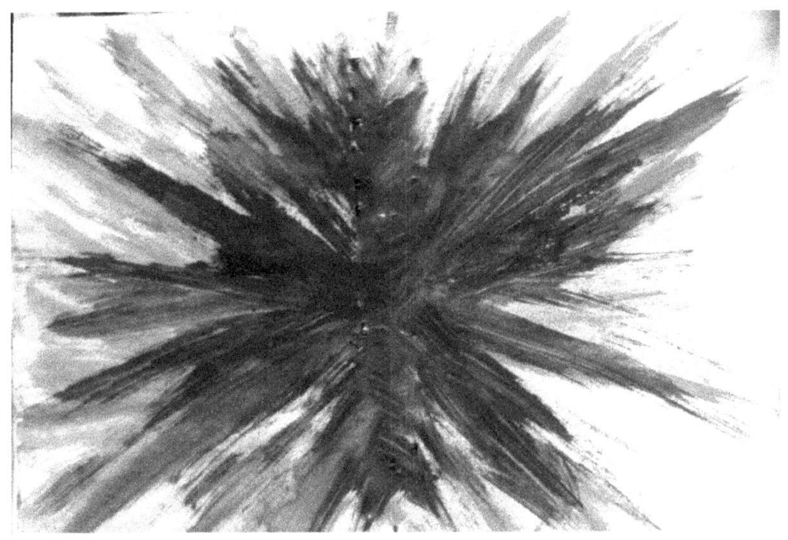

Incanto di difesa e protezione magica

Il male dalla mia mano viene fermato

e dal mio sguardo viene immediatamente annientato.

Proteggimi magica armonia

e il male da me porta per sempre via!

E così sia!

Formula di difesa personale

Chi male mi fa,

tante pene presto pagherà;

e con il suo stesso male

sarà punito,

perché il male che ha causato

su di lui sarà riversato.

E così sia!

Incantesimo per difendersi da un nemico

Mentre si spezzano oggetti o si tagliano simboli, che rappresentano il nemico, o comunque si bruciano o si sotterrano, dopo averli trafitti con spilli e legati attraverso una corda facendo tre nodi, recitare parole simili composte da voi:

Tu non ha potere!

Tu non hai potere!

Tu non hai potere!

Tu non hai più il potere di farmi del male!

Il tuo potere è nullo e si è esaurito;

il tuo potere è terminato!

Mai più alcun potere su di me avrai

e mai più del male mi farai!

Così voglio e così è!

Accendere una candela nera, rossa o grigia durante l'incantesimo, ungendola o cospargendola di erbe o resine protettive, difensive e di rimando e pietre e cristalli altamente protettivi.

La protezione magica

Le candele bianche, favorevoli ad ogni scopo magico, sono accese in casa per proteggerne la sua energia protettiva e la personale energia magica, così da contrastare le energie negative nel vostro regno magico e restare protetti, allontanando eventuali maldicenze.

Allo stesso scopo ricordarsi di accendere sempre una candela bianca dopo aver eseguito rituali di difesa.

Un'azione magica, che possiamo compiere sempre come atto di protezione personale, è visualizzare con intensità un cerchio chiuso di energie bianche, rosso porpora o viola che ci avvolge completamente. Entro quel cerchio, chiuso e delimitato dalla sua circonferenza immaginata, alcuna influenza astrale negativa può accedervi: quello è il nostro personale spazio magico, dove potere essere e dove si é protetti da qualsiasi negatività. Esercitarsi tutti i giorni dà buoni risultati.

Con la magia protettiva si può rafforzare quello scudo d'energia magica personale che risale alla nostra *essenza* irriducibile.

Gli incantesimi e i rituali per la protezione magica sono tanti ed efficaci. Di seguito ne cito alcuni esempi.

- Fare 9 nodi ad una corda per proteggersi.

- Spezzare una candela nera per difendersi da un nemico per poi bruciarne i pezzi e sotterrare le sue ceneri in della terra.

- Usare camomilla, bambù, polvere di olmo rosso, chiodi di garofano, pepe nero, ortica e ortensia come mistura per bruciarla come incenso per sciogliere un incantesimo di cui si è vittima e romperne la maledizione indotta.

- Riempire completamente una bottiglina di terra fresca o di erbe protettive e tenerla all'ingresso o alla finestra di casa, nascosta possibilmente da sguardi indiscreti per proteggersi.

- Accendere una candela blu scuro in casa per difenderla da negatività di ogni genere.

Per proteggere la casa si possono usare amuleti, cristalli, piante o lasciando che i profumi di un incenso o di una pozione alle erbe protettive riempiano le stanze con la sua energia.

Inoltre per proteggere gli animali domestici basta accendere una candela marrone con sopra incisi simboli, che rappresentano il vostro animale al sicuro e protetto, ed ungerla di olio alla lavanda o basilico o menta o vaniglia o rosa.

Incantesimo protettivo

Accendere una candela rossa incidendovi sopra simboli o rune di protezione e di rimando e di vittoria. Ungere la candela di olio di essenze naturali protettive o cospargerla di polvere di sangue di drago o polvere di erbe protettive.

Usare diaspro rosso, diamante, occhio di tigre o pietre protettive per rafforzare l'energia magica dell'incantesimo.

Accendere la candela rossa ed un incenso al rosmarino o erbe analoghe ed utili a fortificare l'energia degli ingredienti magici usati e l'energia magica personale, da trasmettere con l'emozione agli oggetti ed ingredienti usati per l'incantesimo.

Dire ad alta voce parole simili e che comunque esprimano al meglio l'emozione magica desiderata e la sua realizzazione nella realtà:

Ombre cattive,

negatività e male

lontano da me dovete stare!

Questa è la mia volontà e così sia!

Con l'aiuto degli elementi e delle loro energie

si realizzi presto questo mio incanto e così sia!

Lasciare che la candela si consumi.

Per lanciare incantesimi di protezione e svolgere rituali magici di protezione e difesa magica sono suggerite le fasi di *Luna piena*, *Luna calante* e *Luna nuova* e subito dopo il tramonto o verso la mezzanotte o mezzogiorno.

Mangiare aglio per proteggersi; tenere una pianta da aloe o di ciclamino in casa o sul balcone; aggiungere nelle misture di erbe, preparate per farsi la doccia, un po' d'angelica, rosmarino e lavanda; tenere con sé un pezzetto di corteccia verde di frassino o un rametto di rosmarino; tenere dei gigli o dei giacinti in un vaso in casa; portare addosso delle bacche di ginepro o un po' di iperico; bruciare incenso; lavarsi con essenza naturale di mimosa; tenere appesa ad una finestra della casa una rapa; indossare una viola mammola o bere un infuso alla rosa, verbena e camomilla sono tutti incantesimi e rituali magici di protezione.

Colori, erbe, piante, fiori, frutta ed altri alimenti per la protezione magica

I *colori* magici associati alla magia protettiva e difensiva sono bianco, marrone, rosso, nero e grigio.

Le *erbe*, le *piante*, i *fiori*, la *frutta* ed altri alimenti, impiegati in magia protettiva e difensiva, sono:

- *aghi di pino* (elemento aria, energie magiche: protezione dal male)

- *aglio* (elemento fuoco, energie magiche: protezione, esorcismo, forza fisica, coscienza, contro i ladri)

- *alga marina* (elemento acqua, energie magiche: protezione psichica)

- *alloro* (elemento fuoco, energie magiche: protezione,forza, purificazione, coscienza psichica)

- *aloe* (elemento acqua, energie magiche: protezione, fortuna)

- *ananas* (elemento fuoco, energie magiche: protezione)

- *angelica* (elemento fuoco, energie magiche: protezione, esorcismo)

- *anice verde* (elemento aria, energie magiche: protezione, purificazione)

- *bambù* (energie magiche: protezione, contro il malocchio, fortuna)

- *bardana maggiore* (elemento acqua, energie magiche: protezione, curative)

- *basilico* (elemento fuoco, energie magiche: protezione, esorcismo)

- *betulla* (elemento acqua, energie magiche: protezione, esorcismo)

- *bocca di leone* (elemento fuoco, energie magiche: protezione)

- *broccoli* (elemento acqua, energie magiche: protezione)

- *calendula* (elemento fuoco, energie magiche: protezione, superamento di cause legali, poteri psichici)

- *cannella* (elemento fuoco, energie magiche: protezione, potere e potere psichico, successo)

- *carciofo* (elemento fuoco, energie magiche: protezione)

- *cardo* (elemento fuoco, energie magiche: protezione, rompe i malefici, esorcismo)

- *cavolfiore* (elemento acqua, energie magiche: protezione)

- *cavoli* (elemento acqua, energie magiche: protezione)

- *cedro* (elemento fuoco, energie magiche: protezione, forza)

- *cereali* (energie magica: protettive e fortificanti)

- *chiodi di garofano* (elemento fuoco, energie magiche: protezione, coraggio, per fare terminare maldicenze su di voi)

- *ciclamino* (elemento acqua, energie magiche: protezione, felicità)

- *cipolla* (elemento fuoco, energie magiche: protezione, esorcismo, curative)

- *cipresso* (elemento terra, energie magiche: protettive, allevia i mali, benessere)

- *cocco* (elemento fuoco, energie magiche: protezione, coscienza psichica)

- *cotone* (elemento terra, energie magiche: protettive, fortuna, curative)

- *cumino* (elemento fuoco, energie magiche: protezione, contro i ladri, esorcismo)

- *edera* (elemento acqua, energie magiche: protezione, curative)

- *erba cipollina* (elemento fuoco, energie magiche: protezione)

- *eucalipto* (elemento acqua, energie magiche: protezione, curative)

- *fagioli* (elemento aria, energie magiche: protezione, esorcismo, riconciliazione)

- *felce* (elemento aria, energie magiche: protezione, fortuna, curative, esorcismo)

- *fichi d'india* (elemento fuoco, energie magiche: protettive)

- *finocchio* (elemento fuoco, energie magiche: protezione, forza fisica)

- *frassino* (elemento fuoco, energie magiche: protezione, prosperità)

- *garofano* (elemento fuoco, energie magiche: protezione, forza, potere magico)

- *genziana* (elemento fuoco, energie magiche: protezione, potere)

- *geranio* (elemento acqua, energie magiche: protezione, salute, felicità)

- *germogli di soia* (elemento terra, energie magiche: protettive, coscienza di sé)

- *giacinto* (elemento acqua, energie magiche: protezione, felicità)

- *giglio* (elemento acqua, energie magiche: protettive)

- *ginepro* (elemento fuoco, energie magiche: protezione, esorcismo, contro i ladri)

- *ginestra* (elemento aria, energie magiche: protezione, divinazione, protezione della casa, purificazione)

- *ginseng* (elemento fuoco, energie magiche: protezione, curative)

- *granturco* (elemento terra, energie magiche: protezione, fortuna)

- *incenso* (elemento fuoco, energie magiche: protettive, esorcismo, spiritualità, meditazione)

- *iperico* (elemento fuoco, energie magiche: protettive, forza)

- *issopo* (elemento fuoco, energie magiche: protettive, purificatrici)

- *lampone* (elemento acqua, energie magiche: protettive, felicità)

- *lattuga* (elemento acqua, energie magiche: protettive)

- *lavanda* (elemento aria, energie magiche: protezione, purificazione, pace)

- *lime* (elemento fuoco, energie magiche: protettive, curative, purificazione)

- *lino* (elemento fuoco, energie magiche: protettive, curative, bellezza)

- *maggiorana* (elemento aria, energie magiche: protettive, benessere, felicità)

- *mais* (elemento fuoco, energie magiche: protezione, spiritualità)

- *malva* (elemento acqua, energie magiche: protezione, esorcismo)

- *mandarini* (elemento aria, energie magiche: protezione)

- *mandragola* (elemento fuoco, energie magiche: protezione)

- *mango* (elemento fuoco, energie magiche: protezione)

- *margherita dei prati* (elemento fuoco, energie magiche: protezione)

- *mela cotogna* (elemento fuoco, energie magiche: protezione)

- *menta* (elemento aria, energie magiche: protezione, esorcismo, benessere)

- *mimosa* (elemento acqua, energie magiche: protezione, purificazione, rompe i malefici, le fatture e le maledizioni)

- *mirra* (elemento acqua, energie magiche: protezione, esorcismo, curative e spirituali)

- *mirtillo* (elemento fuoco, energie magiche: protezione)

- *more di gelso* (elemento aria, energie magiche: protezione, forza)

- *muschio irlandese* (elemento acqua, energie magiche: protezione, fortuna)

- *nocciole* (elemento aria, energie magiche: protezione, fortuna saggezza, contro i fulmini)

- *noci* (elemento fuoco, energie magiche: protezione, mente cosciente)

- *oliva* (elemento fuoco, energie magiche: protezione, spiritualità)

- *ortica* (elemento fuoco, energie magiche: protezione, esorcismo, rompe i malefici)

- *orzo* (elemento acqua, energie magiche: protettive, curative)

- *papaia* (elemento acqua, energie magiche: protezione)

- *papiro* (elemento aria, energie magiche: protezione)

- *paprika* (energie magiche: protezione)

- *patata* (elemento terra, energie magiche: protezione, compassione, curative)

- *peonia* (elemento fuoco, energie magiche: protettive, esorcismo)

- *pepe nero* (elemento fuoco, energie magiche: protezione, esorcismo, allontana il male, rimanda le negatività al mittente)

- *peperoncino* (elemento fuoco, energie magiche: rompe i malefici)

- *pino* (elemento aria, energie magiche: protezione, esorcismo, curative)

- *pomodori* (elemento acqua, energie magiche: protezione, benessere)

- *porri* (elemento fuoco, energie magiche: protezione, forza fisica)

- *prezzemolo* (elemento aria, energie magiche: protezione, purificazione)

- *prugne scure* (elemento acqua, energie magiche: protezione)

- *quercia bianca* (elemento fuoco, energie magiche: protettive, potenza, benessere)

- *rabarbaro* (elemento terra; energie magiche: protettive)

- *radicchio* (energie magiche: protettive)

- *rapa* (elemento terra, energie magiche: protezione, fine di una relazione)

- *ravanello* (energie magiche: protettive)

- *riso* (elemento aria, energie magiche: protezione, benessere)

- *rosa* (elemento acqua, energie magiche: protettive, curative, psichiche)

- *rosmarino* (elemento fuoco; energie magiche: protezione, curative, esorcismo)

- *salice bianco* (elemento acqua; energie magiche: protezione, curative)

- *salvia* (elemento aria, energie magiche: protezione, saggezza)

- *sandalo bianco* (elemento acqua, energie magiche: protettive, curative, esorcismo)

- *sangue di drago* (elemento fuoco, energie magiche: protettive, potenza, esorcismo)

- *scalogno* (elemento fuoco, energie magiche: protettive)

- *semi di girasole* (elemento fuoco, energie magiche: protettive)

- *sesamo* (elemento fuoco, energie magiche: protezione, benessere)

- *sorbo selvatico* (elemento fuoco, energie magiche: protettive, curative, potere)

- *susine* (elemento acqua, energie magiche: protettive)

- *tiglio* (elemento aria, energie magiche: protezione, fortuna)

- *trifoglio* (elemento aria, energie magiche: protezione, esorcismo, benessere)

- *tulipano* (elemento terra, energie magiche: protezione, purificazione, prosperità)

- *uova* (energie magiche: protezione contro i malefici)

- *valeriana* (elemento acqua, energie magiche: protezione, purificazione)

- *verbena* (elemento terra, energie magiche: protezione, purificazione, curative)

- *vetiver* (elemento terra, energie magiche: protezione, fortuna, rompe i malefici)

- *viola africana* (elemento acqua, energie magiche: protezione, spiritualità)

- *viola mammola* (elemento acqua, energie magiche: protettive, curative, fortuna)

- *vischio* (elemento aria, energie magiche: protezione, salute)

- *zucca* (elemento terra, energie magiche: protettive, curative).

Pietre, metalli e cristalli per la protezione magica

Le *pietre, metalli* e i *cristalli,* che diffondono energia magica protettiva, sono i seguenti:

- *acciaio* (metallo proiettivo, elemento fuoco, energie magiche: protezione, contro gli incubi)

- *agata a strisce* (pietra proiettiva, elemento fuoco, energie magiche: protezione, fortifica il corpo, antistress)

- *agata bianca e nera* (pietra ricettiva, elemento terra, energie magiche: protezione da danni fisici)

- *agata marrone* (pietra proiettiva, elemento fuoco, energie magiche: vittoria, successo, contro il malocchio)

- *ambra* (pietra proiettiva, elemento fuoco, energie magiche: fortuna, forza, protettive)

- *antimonio* (metallo proiettivo, elemento fuoco, energie magiche: protettive)

- *argento* (metallo ricettivo, elemento acqua, energie magiche: protezione, pace)

- *calcedonio* (pietra ricettiva; elemento acqua, energie magiche: protezione, contro gli incubi, pace, fortuna)

- *calcite arancione* (pietra proiettiva, elemento fuoco, energie magiche: protettive, fortificanti)

- *citrino* (pietra proiettiva, elemento fuoco, energie magiche: protettive, contro gli incubi, sensitività)

- *corallo* (pietra ricettiva; elemento acqua, energie magiche: protezione, saggezza, pace)

- *cornalina* (pietra proiettiva, elemento fuoco, energie magiche: protettive, coraggio, eloquenza, pace)

- *crisoprasio* (pietra ricettiva, elemento terra, energie magiche: protettive, curative)

- *cristallo di quarzo* (pietra proiettiva, elemento fuoco, energie magiche: protettive, potere)

- *diamante* (pietra proiettiva, elemento fuoco, energie magiche: protettive, coraggio, curative, forza)

- *diaspro chiazzato* (pietra proiettiva, elemento fuoco, energie magiche: contro l'annegamento)

- *diaspro marrone* (pietra ricettiva; elemento terra, energie magiche: protezione fisica)

- *diaspro rosso* (pietra proiettiva, elemento fuoco, energie magiche: protettive e di rimando delle negatività al mittente)

- *eliolite* (pietra proiettiva, elemento fuoco, energie magiche: protezione, salute)

- *ferro* (metallo proiettivo, elemento fuoco, energie magiche: protettive, forza, magia difensiva)

- *giada* (pietra ricettiva, elemento acqua, energie magiche: protezione, benessere)

- *granato* (pietra proiettiva, elemento fuoco, energie magiche: protettive, forza, curative)

- *lapislazzuli* (pietra ricettiva, elemento acqua, energie magiche: protezione, coraggio, curative, sensitività)

- *lava* (pietra ricettiva, elemento acqua, energie magiche: protezione,)

- *madreperla* (pietra ricettiva, elemento acqua, energie magiche: protezione, benessere materiale)

- *magnetite* (metallo ricettivo, elemento acqua, energie magiche: protezione)

- *malachite* (pietra ricettiva, elemento terra, energie magiche: protezione, potere)

- *marmo* (pietra ricettiva, elemento acqua, energie magiche: protezione, successo)

- *occhio di gatto* (pietra ricettiva, elemento terra, energie magiche: protezione, salute)

- *occhio di tigre* (pietra proiettiva, elemento fuoco, energie magiche: protettive, coraggio, energia, fortuna)

- *olivina* (pietra ricettiva, elemento acqua, energie magiche: protezione, fortuna)

- *onice* (pietra proiettiva, elemento fuoco, energie magiche: protettive, magia difensiva)

- *oro* (metallo proiettivo, elemento fuoco, energie magiche: successo, potere, forza, protettive)

- *ossidiana* (pietra proiettiva, elemento fuoco, energie magiche: protettive, benessere)

- *ottone* (metallo proiettivo, elemento fuoco, energie magiche: protettive, curative)

- *pietra di luna* (pietra ricettiva, elemento acqua, energie magiche: protezione, sensitività)

- *pietre forate* (pietra ricettiva, elemento acqua, energie magiche: protezione, contro gli incubi, sensitività, salute)

- *piombo* (metallo ricettivo, elemento acqua, energie magiche: protezione, magia difensiva, predizioni)

- *pomice* (pietra proiettiva, elemento aria, energie magiche: protettive, scaccia i pensieri negativi)

- *rame* (metallo ricettivo, elemento acqua, energie magiche: protettive, curative, benessere, indirizza con intensità l'energia magica)

- *rubino* (pietra proiettiva, elemento fuoco, energie magiche: protezione, potere, contro gli incubi)

- *sale* (pietra ricettiva, elemento terra, energie magiche: protezione, purificazione, benessere)

- *sarda* (pietra proiettiva, elemento fuoco, energie magiche: protezione, coraggio)

- *smeraldo* (pietra ricettiva, elemento terra, energie magiche: protezione, sensitività, esorcismo, poteri mentali)

- *topazio* (pietra proiettiva, elemento fuoco, energie magiche: protezione, benessere)

- *tormalina nera* (pietra ricettiva, elemento terra, energie magiche: protezione, assorbe le energie negative)

- *tormalina rossa* (pietra proiettiva, elemento fuoco, energie magiche: protezione, forza fisica, volontà)

- *turchese* (pietra ricettiva, elemento acqua, energie magiche: protezione, coraggio, fortuna, benessere)

- *zircone* (pietra proiettiva, elemento fuoco, energie magiche: protezione, benessere, contro i ladri)

- *zolfo* (pietra proiettiva, elemento fuoco, energie magiche: protettive, curative).

Con le suddette pietre, cristalli e metalli ci si può proteggere magicamente.

Stringendo e strofinando tra le mani la pietra, il cristallo o il pezzetto di metallo, scelto per l'incantesimo di protezione o difesa magica, e visualizzando il bisogno magico di essere protetti, si ottengono risultati unici.

Creare un amuleto o un talismano con pietre, cristalli o pezzetti di metallo, lasciando fluire al suo interno la nostra energia emozionale magica e sentendo allo stesso tempo (rimanendo concentrati) l'energia propria della pietra o cristallo o metallo scelto, è un'emozione magica personale, che rende l'amuleto o il talismano molto efficace.

Le pietre si possono anche semplicemente porre sull'altare durante il rituale magico, perché sortiscano il loro magico effetto.

Operare magia protettiva aiuta e propizia la nostra salvaguardia magica personale, schermandoci da circostanze dannose.

I rituali con le erbe, le candele e le pietre magiche ci liberano da ciò che ci impedisce di essere noi stessi e da ciò che ci lega a situazioni inutili e frustranti.

Tutti noi generiamo onde elettromagnetiche nel nostro cervello e la nostra energia biochimica trasforma queste energie in pensieri e in azioni magiche e reali.

Pertanto siamo continuamente oggetto di pensieri anche negativi altrui e ciò ci negativizza.

Per proteggersi da queste energie negative risulta utile adoperarsi in incantesimi di protezione e di difesa psichica e magica, perché i pensieri cattivi della gente non si impossessino di noi.

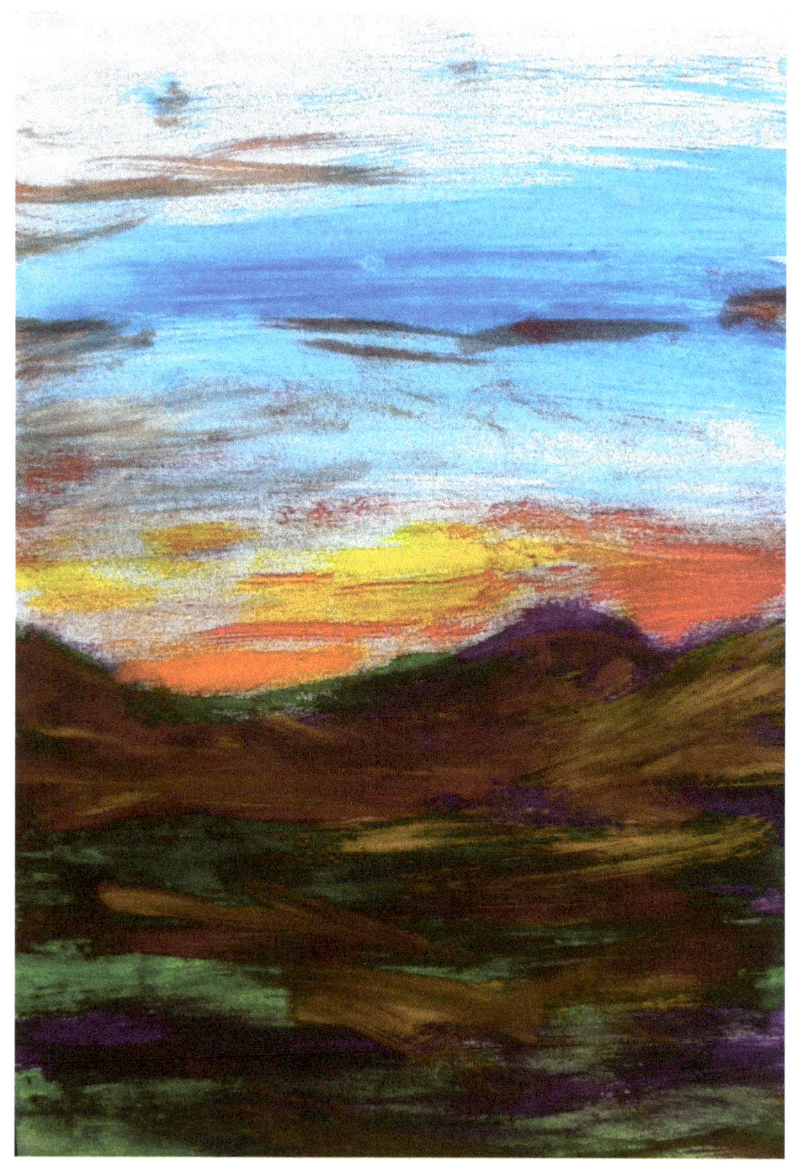

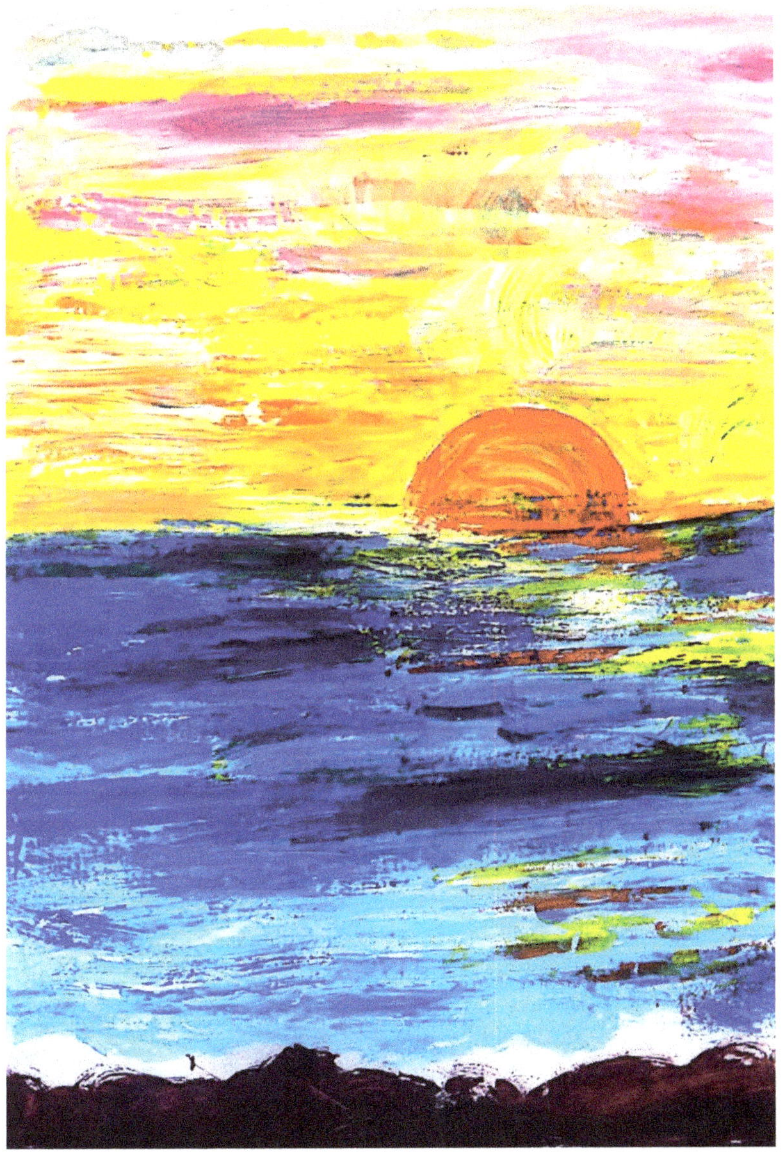

Capitolo VI - Purificazione magica

Purificarsi, purificare la propria casa, depurarsi, liberarsi di ciò che altera il proprio essere sé, sono tutti atti magici necessari quando si pratica l'arte magica.

Il mondo d'oggi e la nostra società non ci chiedono altro che correre, lavorare solo per il guadagno, guardare all'immagine, all'estetica e alla forma, ma non alla sostanza; ci impone un'esistenza stressata e dipendente da ciò che la società stessa ci dà. Occorre stare anche attenti a ciò che si mangia e si beve, visto i disastri ambientali causati dalle discariche di sostanze nocive ed inquinanti fortemente dannose per il nostro organismo e per la nostra Terra.

Al mondo d'oggi tutto ci invita a dimenticarsi di noi stessi, a dimenticarci della nostra unica e personale magia racchiusa dentro di noi.

Come fare a riconnetterci con noi stessi? Come fare a percepire la nostra vera *essenza*? Come fare a far riemergere la magia che è in noi?

Il primo atto magico da compiere è la purificazione.

Mangiare sano, stare all'aria aperta, andare al mare o al lago, vivere la natura facendo passeggiate in giardini, in parchi o boschi o in montagna (in ambienti non troppo inquinati) è un inizio per purificarsi dalla città, dagli stress quotidiani e lavorativi e ci permette di ascoltare le voci della natura, perché ci riconnetta a sé con il suo potere di decontaminazione magica.

Purificarsi significa anche rinnovarsi, liberarsi del vecchio, pulirsi per nuovamente essere.

Allontanare situazioni o persone negative o abitudini nocive dalla propria vita è un atto magico di purificazione. Questa necessità, con l'aiuto delle pratiche magiche, rafforza la propria volontà e consente il cambiamento.

Tutti gli incantesimi e rituali propiziatori per la guarigione ed il benessere naturale sono legati all'energia purificatrice magica che risiede dentro di noi e negli ingredienti magici che la natura ci ha messo a disposizione.

Gli incantesimi ed i rituali di purificazione sono più efficaci nelle fasi di *Luna calante* e di *Luna nuova*.

L'atto magico maggiormente purificatorio è fare il bagno: in mare, in un fiume o un ruscello è altamente purificante, se non inquinati. La magia dell'acqua è la sovrana della purificazione.

Bagno magico per ridurre lo stress

Preparare la vasca da bagno riempiendola di acqua calda. Accendere una candela di circa 10 cm di altezza e 1,2 cm di diametro e di colore bianco o di una qualsiasi tonalità d'azzurro (dal blu scuro al celeste) nella stanza da bagno ed un incenso alla verbena o al sandalo bianco.

Versare all'interno della vasca dei fiori di violetta, fiori di lavanda, petali di rosa, mimose e fiori di gardenia. Usare fiori freschi.

Immergersi nell'acqua, respirare e rilassarsi, visualizzando un posto incantato naturale come una cascata di un bosco, un ruscello di un fiume ecc..

Lasciare che l'emozione, che suscita questa immagine creativa, sviluppata con il nostro pensiero volontario e cosciente, nella nostra mente ci pervada e ci conduca in uno stato di calma. L'incenso alla verbena o al sandalo aiuterà alla purificazione e al ripristino della serenità emotiva.

Lasciare che la candela si esaurisca mentre vi fate il bagno.

Incantesimo per ritrovare la serenità in casa

Prendere una candela bianca, del sale grosso, della salvia, della lavanda, un po' di maggiorana e dei chiodi di garofano.

Pestare le erbe nel mortaio finché non si creerà una polvere fine. Mettere la mistura su un carboncino acceso per incensare la casa, muovendosi in senso orario.

Intagliare un simbolo di protezione, di pace e di purificazione sulla candela, spolverare la candela con cannella macinata e poi accenderla.

Osservare la sua fiamma e lasciare che le energie magiche delle erbe, usate per l'incenso, agiscano sulle nostre emozioni.

Lavare il pavimento di casa con acqua, limone, rosmarino, alloro e poi fare un bagno alla camomilla.

La magia trasformerà le nostre energie e le ricongiungerà a quelle del cambiamento magico generato dalla candela profumata di cannella, dalle erbe dell'incenso e dal bagno alla camomilla, operando il cambiamento emotivo desiderato.

Doccia per la purificazione e la guarigione

Accendere una candela celeste o azzurra nella stanza da bagno. Fare una doccia usando per strofinarsi, mentre ci si lava, un sacchetto di cotone riempito di lavanda, un po' di buccia di limone e menta (va bene ogni tipo di menta fresca che avete in casa verde, mentuccia o menta piperita che sia).

Per preparare il sacchetto, prendere un quadratino di stoffa di cotone, sminuzzare con le mani gli ingredienti e porre le erbe al centro della stoffa. Adoperare un filo di colore bianco, blu e rosso per annodare il sacchetto con le erbe; ad ogni nodo, fatto rispettivamente ai tre fili, dire ad alta voce parole simili:

> *Annodo la negatività;*
>
> *annodo il dolore;*
>
> *annodo la malattia;*
>
> *con questo sacchetto*
>
> *mi purifico da ogni malevola energia,*
>
> *così voglio e così sia!*

Mentre ci si lava visualizzare, con la capacità creativa della mente, che le negatività, il dolore e le vostre malattie fuoriescano da voi e si trasferiscano nell'acqua grazie alla frizione del sacchetto purificante sulla vostra pelle.

Dire ad alta voce parole simili:

Con questo strofinio rimuovo le negatività

e mi purifico da ogni malevola entità.

Potere dell'acqua, potere delle erbe

allontanate ogni male che lascia me

per raggiungere e scomparire in fondo al mare;

così voglio e così è!

Vedere la negatività che esce da voi e scorre giù nello scarico della doccia. Lavarsi normalmente con un doccia-schiuma all'aloe, che vi proteggerà e consoliderà la purificazione, recandovi buona fortuna. Asciugarsi, buttare il sacchetto nel water e lasciare che la candela si consumi.

Gli incantesimi di purificazione

Purificarsi tramite la magia del fuoco è anch'esso un atto magico di grande valore ed efficacia. Bruciare oggetti, simboli che vi ricordano il vostro problema è sicuramente uno degli atti di purificazione più consueti e validi in magia, ma attenzione a non bruciarsi o a non bruciare casa.

Bagnarsi, stando in un prato mentre piove, richiama le energie purificatrici e magiche della pioggia, ma stare attenti a non ammalarsi. Le gocce d'acqua della pioggia sono quasi sferiche e portano con sé la perfezione naturale dell'*essenza* magica della purificazione, che ristabilisce l'equilibrio e l'armonia del divenire nel ciclo eterno della natura.

Il vento che soffia da nord porta anch'esso con sé la magia della purificazione magica. Basta attaccare una foglia che rappresenta la vostra abitudine negativa o ciò di cui volete liberarvi ad un rametto di una pianta in balcone o in giardino e la magia purificatrice del vento del nord provvederà con il tempo a far volare via per sempre quel vostro problema. Se si tratta di dipendenze psicologiche, va bene fare questo incantesimo anche quando soffia il vento dell'est.

Gli incantesimi e i rituali per la purificazione e guarigione dalle negatività e da malesseri o cattive abitudini sono tanti. Gettare del sale di rocca su un mucchietto di neve da voi raccolta mentre nevica e visualizzare il vostro problema che vi affligge dissolversi come la neve sciolta dal sale;

gettare in un fiume un pezzetto di magnetite precedentemente caricata con il vostro problema o abitudine negativa; sotterrare ai piedi di un albero una foglia che rappresenta la vostra abitudine negativa o ciò di cui volete liberarvi; bruciare un incenso di acacia per purificare la casa da influenze negative; aggiungere angelica all'acqua del bagno per eliminare eventuali malefici su di voi; indossare foglie di eucalipto per favorire la salute; mettere dell'issopo in sacchetti per farsi la doccia o da aggiungere all'acqua della vasca da bagno per purificarsi e liberarsi dalle energie negative accumulate durante il giorno; bere una tisana al finocchio o alla verbena o comunque di erbe purificatorie per il nostro organismo; tenere una piantina di rosa in casa, perché la sua energia magica vi trasmetta tranquillità; usare incenso di ginepro per allontanare le negatività; mangiare zafferano, perché scompaia la malinconia; mangiare cocco o bere una limonata con ananas e melone sono tutte azioni magiche, che ci connettono con l'energia magica degli ingredienti usati e, attraverso la nostra energia personale (quell'energia che permette all'azione concreta stessa che svolgiamo di esistere e manifestarsi) e attraverso la nostra energia magica (le nostre emozioni), realizzano il nostro bisogno magico di purificazione e di guarigione dalle negatività.

Colori, erbe, fiori, piante, frutta e altri alimenti per la purificazione magica

I *colori* magici associati alla purificazione e alla guarigione sono bianco, celeste, azzurro, blu e viola.

Le *erbe*, le *piante*, i *fiori*, la *frutta* ed altri alimenti impiegati per la magia di purificazione e di guarigione sono:

- *acacia* (elemento aria, energie magiche: purificazione, spiritualità)

- *aglio* (elemento fuoco, energie magiche: protezione, purificazione, salute, forza fisica)

- *alloro* (elemento fuoco, energie magiche: protettive, curative, psichiche, forza, purificazione)

- *ananas* (elemento fuoco, energie magiche: protettive, curative)

- *aneto* (elemento fuoco; energie magiche: purificazione, perdita di peso)

- *angelica* (elemento fuoco, energie magiche: protettive, curative, esorcismo)

- *anguria* (elemento acqua, energie magiche: guarigione)

- *anice verde* (elemento aria, energie magiche: protezione, purificazione)

- *arancia* (elemento fuoco, energie magiche: purificazione, consapevolezza psichica, protezione)

- *artemisia* (elemento aria, energie magiche: purificazione, esorcismo)

- *betulla* (elemento acqua, energie magiche: purificazione, esorcismo, protezione)

- *camomilla* (elemento fuoco, energie magiche: sonno, purificazione)

- *cardo* (elemento fuoco, energie magiche: purificazione, esorcismo, rompe i malefici)

- *cedro* (elemento fuoco, energie magiche: protettive, curative, spiritualità)

- *cetriolo* (elemento acqua, energie magiche: guarigione, pace)

- *chiodi di garofano* (elemento fuoco, energie magiche: protettive, guarigione, per liberarsi di maldicenze su di voi)

- *cipresso* (elemento terra, energie magiche: protettive, allevia i mali, benessere)

- *cocco* (elemento acqua, energie magiche: purificazione, guarigione, coscienza psichica)

- *coriandolo* (elemento fuoco; energie magiche: curative, salute)

- *cotone* (elemento terra, energie magiche: protettive, curative)

- *cumino* (elemento fuoco, energie magiche: esorcismo, protezione, pace)

- *curcuma* (energie magiche: purificazione)

- *edera* (elemento acqua, energie magiche: purificazione, curative)

- *eucalipto* (elemento acqua, energie magiche: curative, protettive, salute)

- *gardenia* (elemento acqua, energie magiche: curative, pace)

- *garofano* (elemento fuoco, energie magiche: protettive, curative, salute)

- *ippocastano* (elemento fuoco, energie magiche: curative, benessere)

- *finocchio* (elemento fuoco, energie magiche: curative, protettive, salute)

- *ginepro* (elemento fuoco, energie magiche: purificazione, guarigione, salute, protettive, esorcismo)

- *ginestra* (elemento aria, energie magiche: purificazione, protezione)

- *iris* (elemento acqua, energie magiche: purificazione, saggezza)

- *issopo* (elemento fuoco, energie magiche: protettive, purificatrici)

- *lavanda* (elemento aria; energie magiche: purificazione, pace, protezione, felicità, longevità)

- *lillà* (elemento acqua, energie magiche: purificazione)

- *lime* (elemento fuoco, energie magiche: purificazione, salute, protettive, curative)

- *limone* (elemento acqua, energie magiche: purificazione, felicità, longevità, forza fisica, guarigione, salute)

- *mandorle* (elemento aria; energie magiche: guarigione)

- *melissa* (elemento acqua, energie magiche: purificazione, curative, benessere)

- *mela* (elemento acqua; energie magiche: amore, salute. pace)

- *melone* (elemento acqua, energie magiche: salute, guarigione, purificazione)

- *menta* (elemento aria, energie magiche: esorcismo, benessere, protettive)

- *menta verde* (elemento acqua; energie magiche: curative)

- *menta piperita* (elemento aria; energie magiche: purificazione, curative)

- *mimosa* (elemento acqua; energie magiche: protettive, premonizioni, purificazione)

- *mirra* (elemento acqua, energie magiche: protettive, curative, esorcismo)

- *noce moscata* (elemento acqua; energie magiche: curativi, salute)

- *oliva* (elemento aria, energie magiche: curative, protettive, pace)

- *ortica* (elemento fuoco, energie magiche: curative, esorcismo, libera dai malefici)

- *pesca* (elemento acqua; energie magiche: salute, longevità, felicità, saggezza)

- *pigna* (elemento aria; energie magiche: forza, salute)

- *pino* (elemento aria, energie magiche: curative, protettive, esorcismo)

- *pomodori* (elemento acqua; energie magiche: salute)

- *pompelmo* (elemento aria; energie magiche: purificazione)

- *prezzemolo* (elemento aria, energie magiche: protezione, purificazione)

- *primula* (elemento acqua; energie magiche: curative, salute, giovinezza)

- *prugne chiare* (elemento acqua, energie magiche: curative, protezione)

- *quercia bianca* (elemento fuoco, energie magiche: protettive, curative, salute)

- *rosa* (elemento acqua, energie magiche: protettive, curative, psichiche)

- *rosmarino* (elemento fuoco, energie magiche: protettive, guarigione, purificazione, longevità, sonno, esorcismo)

- *ruta* (elemento fuoco; energie magiche: curative, esorcismo)

- *salice bianco* (elemento acqua; energie magiche: curative, protezione)

- *salvia* (elemento aria, energie magiche: protezione, saggezza)

- *sandalo bianco* (elemento acqua, energie magiche: curative, protettive, esorcismo)

- *sorbo selvatico* (elemento fuoco, energie magiche: curative, psichiche, protettive)

- *timo* (elemento acqua; energie magiche: purificazione, curative, salute, sonno)

- *tulipano* (elemento terra; energie magiche: purificazione)

- *valeriana* (elemento acqua, energie magiche: purificazione, sonno, protezione)

- *verbena* (elemento terra, energie magiche: purificazione, curative, protezione)

- *viola mammola* (elemento acqua; energie magiche: curative, pace)

- *zafferano* (elemento fuoco, energie magiche: curative, psichiche, felicità).

- *zenzero bianco* (elemento acqua; energie magiche: purificazione, pace)

- *zucca* (elemento terra, energie magiche: guarigione, protettive).

Pietre, cristalli e metalli per la purificazione

Le *pietre* ed i *cristalli* usati in magia per la purificazione sono:

- *acquamarina* (pietra ricettiva, elemento acqua, energie magiche: purificazione, pace, sensitività psichica)

- *calcite blu* (pietra ricettiva, elemento acqua, energie magiche: purificazione, guarigione)

- *calcite rosa* (pietra ricettiva, elemento acqua, energie magiche: calma, benessere)

- *sale* (pietra ricettiva, elemento terra, energie magiche: purificazione, benessere).

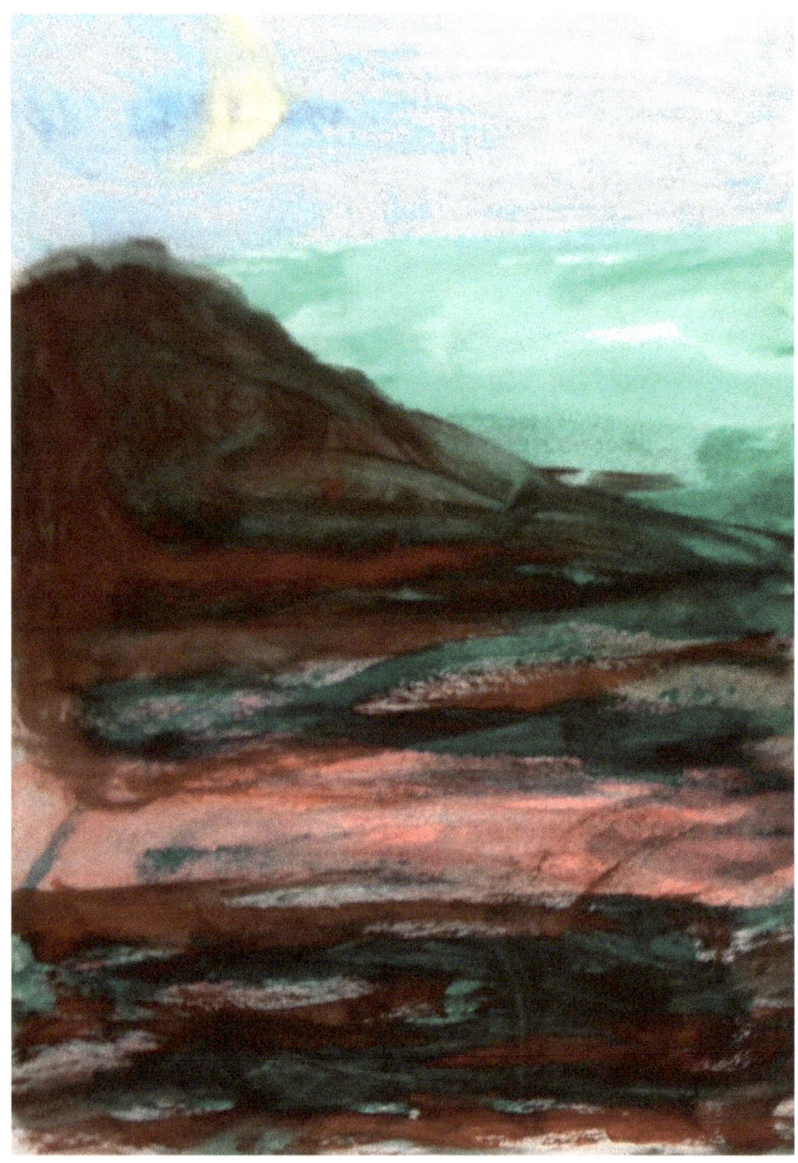

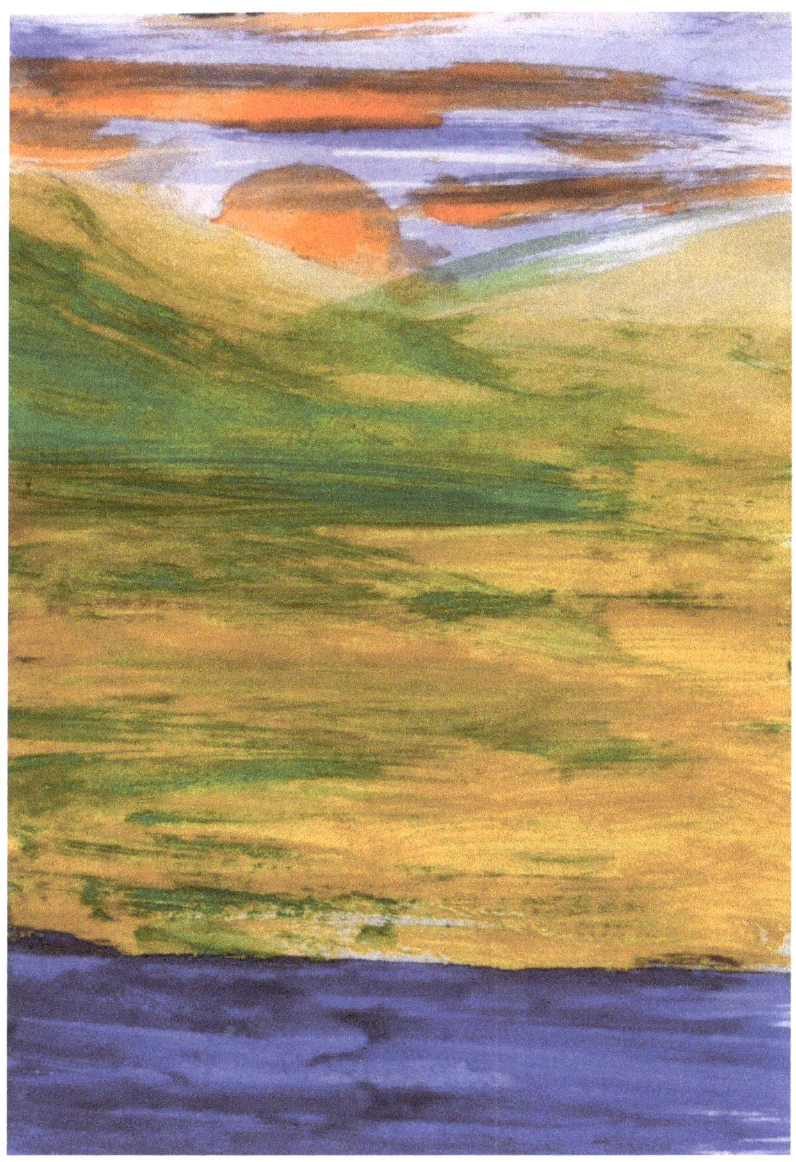

Utili invece al benessere, visto le loro *energie curative,* sono:

- *acciaio* (metallo proiettivo, elemento fuoco, energie magiche: guarigione, contro gli incubi)

- *agata a strisce* (pietra proiettiva, elemento fuoco, energie magiche: fortifica il corpo, contro lo stress)

- *agata rossa* (pietra proiettiva, elemento fuoco, energie magiche: calma, pace, curativa)

- *ambra* (pietra proiettiva, elemento fuoco, energie magiche: salute, forza, fortuna)

- *ametista* (pietra ricettiva, elemento acqua, energie magiche: pace, felicità)

- *corallo* (pietra ricettiva, elemento acqua, energie magiche: curative, protettive, pace)

- *cornalina* (pietra proiettiva, elemento fuoco, energie magiche: curative, pace, protettive)

- *crisoprasio* (pietra ricettiva, elemento terra, energie magiche: protettive, curative)

- *cristallo di quarzo* (pietra ricettiva, elemento acqua, energie magiche: : curative, guarigione)

- *diamante* (pietra proiettiva, elemento fuoco, energie magiche: guarigione, guarigione delle disfunzioni sessuali , forza, pace, protettive)

- *diaspro verde* (pietra ricettiva, elemento acqua, energie magiche: : curative, guarigione, contro le allucinazioni, sonno)

- *eliolite* (pietra proiettiva, elemento fuoco, energie magiche: protezione, salute)

- *ematite* (pietra proiettiva, elemento fuoco, energie magiche: guarigione, benessere)

- *ferro* (metallo proiettivo, elemento fuoco, energie magiche: guarigione, benessere)

- *giada* (pietra ricettiva, elemento acqua, energie magiche: benessere, salute, longevità)

- *granato* (pietra proiettiva, elemento fuoco, energie magiche: curative, guarigione, forza)

- *lapislazzuli* (pietra ricettiva, elemento acqua, energie magiche: curative, guarigione, sensitività)

- *magnetite* (metallo ricettivo, elemento acqua, energie magiche: guarigione)

- *occhio di gatto* (pietra ricettiva, elemento terra, energie magiche: guarigione, salute, bellezza)

- *oro* (metallo proiettivo, elemento fuoco, energie magiche: guarigione, guarigione dei disturbi sessuali maschili)

- *ossidiana* (pietra proiettiva, elemento fuoco, energie magiche: pace, benessere)

- *ottone* (metallo proiettivo, elemento fuoco, energie magiche: curative, protettive)

- *pietra di luna* (pietra ricettiva, elemento acqua, energie magiche: aiuta quando si fa la dieta)

- *pietre forate* (pietra ricettiva, elemento acqua, energie magiche: contro gli incubi, sensitività, salute)

- *rame* (metallo ricettivo, elemento acqua, energie magiche: protettive, curative, benessere, indirizza con intensità l'energia magica)

- *sodalite* (pietra ricettiva, elemento acqua, energie magiche: guarigione, pace)

- *topazio* (pietra proiettiva, elemento fuoco, energie magiche: salute, benessere, utile nelle diete per perdere peso)

- *tormalina blu* (pietra ricettiva, elemento acqua, energie magiche: per rilassarsi, pace, sonno)

- *turchese* (pietra ricettiva, elemento acqua, energie magiche: guarigione, fortuna, benessere)

- *zaffiro* (pietra ricettiva, elemento acqua, energie magiche: salute, sensitività psichica, pace)

- *zircone* (pietra proiettiva, elemento fuoco, energie magiche: guarigione, bellezza, pace)

- *zircone giallo* (pietra proiettiva, elemento fuoco, energie magiche: allevia la depressione)

- *zolfo* (pietra proiettiva, elemento fuoco, energie magiche: guarigione, protezione).

Prima di effettuare rituali per la guarigione e per il benessere naturale, è necessario un atto magico di purificazione.

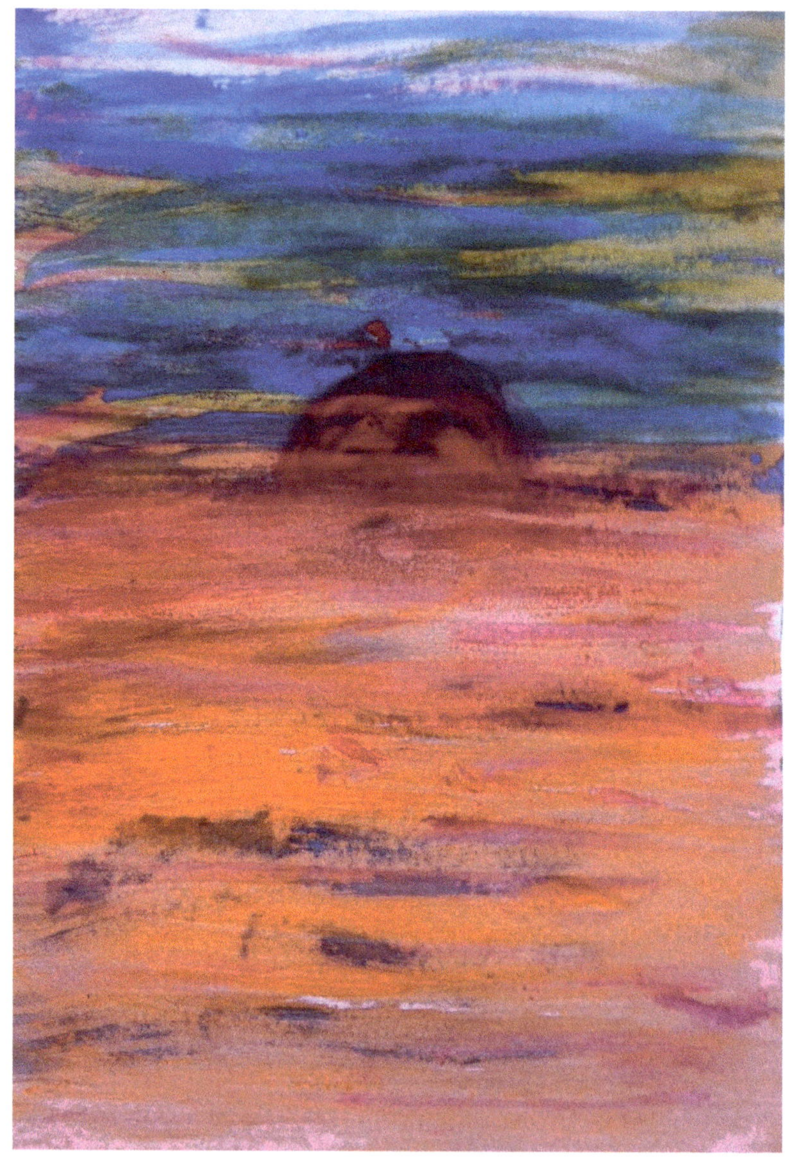

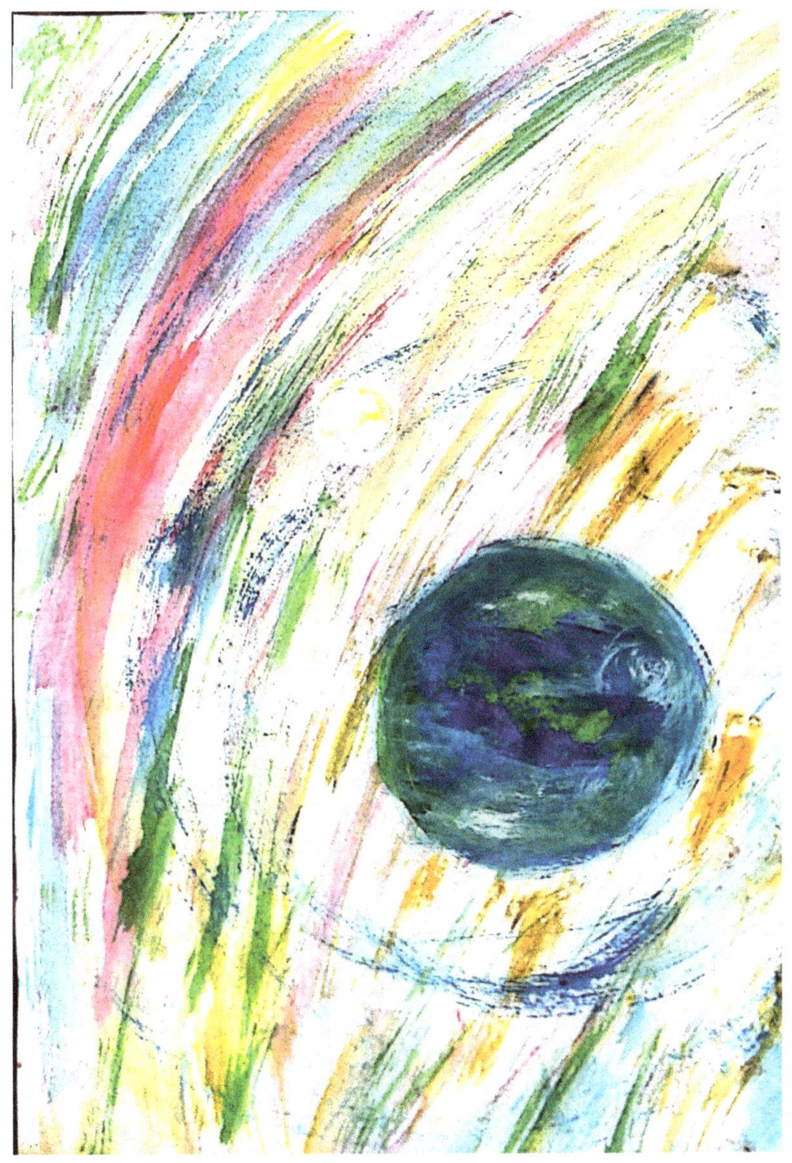

Capitolo VII - Fortuna e denaro

La fortuna

Che cos'è la fortuna? Come possiamo richiamare le sue energie magiche per ottenere i risultati sperati?

Nella mia esperienza risultano fortunate tutte quelle circostanze che cogliamo, usando consapevolmente intuito e parole e agendo proprio nel momento in cui occorre agire, perché si verifichino le condizioni giuste per noi. Quell'intuito personale, che ci dice di prendere una decisione od un'altra in un dato momento, è la manifestazione del nostro istinto magico naturale che alberga in noi.

La fortuna è la manifestazione principe della magia e di come la stessa agisce.

Cercare in se stessi, ricongiungendosi con il proprio sé e con la propria natura più intima ed eterea, più nascosta ed emozionale, è ciò che si deve fare per operare magia ed imparare a cogliere i suoi segnali. Se l'arte magica personale è la strada per l'armonia della propria *essenza* vitale, allora la fortuna è la manifestazione che quanto stiamo armonizzando in noi stessi è giusto per noi e per rendere migliore la nostra vita.

Quel brivido che proviamo per essere stati fortunati in una determinata circostanza è proprio l'emozione magica che sta modellando la nostra esistenza per essere noi stessi secondo la nostra *essenza*. E ciò produce necessariamente in noi uno stato di armonia emozionale anche con quello che ci circonda in quella determinata circostanza.

Imparare a riconoscere attraverso le nostre emozioni se quella data situazione è favorevole e quindi fortunata per noi, è un atto indispensabile per praticare l'arte della magia personale. Solo ritrovando noi stessi attraverso le nostre emozioni e volontà più profonde, possiamo modellare la nostra stessa esistenza per essere ciò che siamo e vogliamo essere (nel rispetto della nostra naturale *essenza*).

Come succede quando si manifesta il bisogno dopo aver lanciato un incantesimo, così accade per la fortuna.

La fortuna si manifesta attraverso il cambiamento che ha generato quel flusso armonioso d'energia viva e che ha reso reale e soddisfatto il nostro bisogno, attraendo le necessarie energie naturali e magiche. Ed è questo che dobbiamo fare per attrarre la fortuna su di noi attraverso la magia: attrarre le necessarie energie naturali e magiche, perché il nostro bisogno si realizzi, seguendo i segnali magici, che ci manda la fortuna.

Al mondo d'oggi essere fortunati è soprattutto stare in uno stato di benessere e di prosperità.

Il denaro

Il denaro, strumento economico di scambio e mezzo di pagamento per avere ciò che ci serve per vivere fisicamente (il cibo, la casa, gli indumenti, dei detergenti per sé e per pulire la casa e gli indumenti usati per coprirsi ecc.), è il mezzo per ottenere tutte le cose materiali, che la nostra società ci mette a disposizione per vivere meglio.

Non discuto su come gli esseri umani abbiano fatto le più grandi bassezze in nome del denaro né di come la corruzione, morale, psichica e fisica per il suo ottenimento, abbia condotto gli uomini e le donne a compiere omicidi ed atrocità per avere ricchezza economica ed il potere che esso comporta.

L'avidità e la superbia di essere superiori, più ricchi, più potenti, porta al disprezzo delle leggi morali e naturali degli uomini e di ciò che ci circonda; conduce all'esagerazione e può sfociare nell'ingordigia, generando altresì avarizia e sentimenti d'invidia verso chi ha di più.

Il denaro può quindi produrre in taluni casi una catena di energie malevole, emozionali e comportamentali, che non osservano una delle *Leggi del Potere Magico:*

Non usare la magia per scopi negativi o semplicemente malevoli, incorrendo nelle emozioni che generano quei sentimenti e comportamenti noti a tutti come i sette peccati capitali, perché quelle stesse energie negative portano alla disfatta.

Come utilizzare quindi la magia per ottenere il necessario bisogno del denaro nella nostra vita?

Innanzitutto lavorando, magari dedicandosi ad un'attività che piace ed ci appaga, anche se questo al mondo d'oggi risulta difficile. Operare incantesimi utilizzando erbe, le pietre, i cristalli ed i metalli nonché gli alimenti, che saranno di seguito elencati in questo capitolo.

Incanto per la Fortuna

Con questo incanto

io chiamo la Fortuna

perché la mia magia sia forte e pura;

e buona e potente la mia magia sarà

e con successo, portando armonia, si compirà!

Incantesimi per la fortuna e il denaro

Strofinare una foglia di basilico o della camomilla fra le mani; portare addosso una foglia di felce; portare con sé un limone; appendere in casa una collana di nocciole; mettere dello scalogno nell'acqua dove si fa il bagno; portare con sé un tulipano sono tutti incantesimi per la fortuna.

E' anche consueto praticare incantesimi per la fortuna e per il denaro, incidendo rispettivamente su una candela bianca la runa della fortuna, su una verde il simbolo del denaro.

Le fasi della Luna favorevoli per questi tipi di incantesimi sono quelle di *Luna crescente* e di *Luna piena*.

E' inoltre possibile utilizzare la magia dei venti (vento dell'est, vento del sud e vento dell'ovest), perché il potere dell'aria attira la fortuna e la creatività, quello del fuoco fa ardere le nuove idee per lavorare procurandoci denaro e quello dell'acqua rende la nostra vita fertile.

Sacchetto per la Fortuna

Prendere una piccola stoffa triangolare di cotone azzurro o arancione e del nastro rosso.

Preparare una mistura di erbe: petali di rosa, anice stellato e un po' di paglia.

Mentre si spezzettano con le mani i fili di paglia e si mescolano (sempre con le mani) i petali di rosa ed i semi di anice stellato, provare una forte emozione come se la fortuna stesse bussando alla porta. Dirigere attraverso le dita questa energia, mentre si sminuzzano le erbe.

Prendere la piccola stoffa e inserire al centro la mistura.

Mentre si chiude il sacchetto con il nastro rosso, facendo tre nodi, visualizzare che la vostra energia si propaghi attraverso l'etere e richiami la fortuna.

Portare il sacchetto con sé o tenerlo in casa in un posto sicuro.

Si può creare un incantesimo simile per attirare il denaro, usare in questo caso però una piccola stoffa verde, un nastro verde e come erbe basilico, maggiorana e cannella.

Colori, erbe, piante, fiori, frutta ed altri alimenti per la fortuna e il denaro

I *colori* magici associati alla fortuna e al denaro sono il bianco, l'arancione ed il verde.

Le *erbe*, le *piante*, i *fiori*, la *frutta* ed altri alimenti impiegati in magia per la fortuna e per il denaro sono:

- *acero* (elemento aria; energie magiche: denaro)

- *alga marina* (elemento acqua, energie magiche: denaro)

- *aloe* (elemento acqua, energie magiche: fortuna)

- *ananas* (elemento fuoco, energie magiche: denaro)

- *aneto* (elemento fuoco; energie magiche: denaro)

- *anice stellato* (elemento aria; energie magiche: fortuna)

- *avena* (elemento terra, energie magiche: denaro)

- *banana* (elemento aria; energie magiche: denaro)

- *camelia* (elemento acqua; energie magiche: ricchezza)

- *camomilla* (elemento fuoco, energie magiche: denaro)

- *campanella* (energie magiche: fortuna)

- *cannella* (elemento fuoco, energie magiche: successo, denaro, potere, benessere)

- *cavolo* (elemento acqua, energie magiche: protettive, denaro)

- *cedro* (elemento fuoco, energie magiche: protettive, denaro)

- *chiodi di garofano* (elemento fuoco; energie magiche: denaro, protezione)

- *cipolla* (elemento fuoco, energie magiche: protezione, denaro)

- *corteccia di pino* (elemento aria, energie magiche: denaro)

- *cotone* (elemento terra, energie magiche: fortuna, protettive)

- *erba lunaria* (elemento acqua, energie magiche: denaro)

- *fagioli* (elemento aria, energie magiche: denaro)

- *felce* (elemento aria, energie magiche: protezione, fortuna)

- *felce maschio* (elemento aria, energie magiche: fortuna)

- *fichi* (elemento fuoco; energie magiche: denaro, forza)

- *fragole* (elemento acqua, energie magiche: fortuna)

- *gelsomino* (elemento acqua, energie magiche: denaro, benessere)

- *ginestrone* (elemento fuoco; energie magiche: denaro, protezione)

- *granturco* (elemento terra, energie magiche: fortuna, protezione)

- *ippocastano* (elemento fuoco, energie magiche: denaro, benessere)

- *lattuga* (elemento acqua, energie magiche: denaro, benessere)

- *lino* (elemento fuoco, energie magiche: denaro, benessere)

- *maggiorana* (elemento aria; energie magiche: denaro, benessere, felicità)

- *mandorle* (elemento aria; energie magiche: guarigione, denaro, prosperità)

- *mandragora* (elemento fuoco, energie magiche: denaro, benessere)

- *melanzane* (energie magiche: denaro)

- *melegueta* (elemento fuoco; energie magiche: fortuna, denaro)

- *melissa* (elemento acqua, energie magiche: denaro, successo, benessere)

- *melagrano* (elemento fuoco; energie magiche: fortuna, denaro, benessere)

- *menta* (elemento aria; energie magiche: denaro, prosperità)

- *mirtillo nero* (elemento acqua, energie magiche: protettive, fortuna)

- *mirto* (elemento acqua; energie magiche: denaro, benessere)

- *mora* (elemento acqua; energie magiche: denaro)

- *muschio bianco* (elemento acqua, energie magiche: protettive, fortuna, denaro)

- *muschio irlandese* (elemento acqua, energie magiche: fortuna, protezione)

- *narciso* (elemento acqua; energie magiche: fortuna)

- *noce moscata* (elemento acqua; energie magiche: fortuna, denaro)

- *noci* (elemento fuoco, energie magiche: fortuna, prosperità)

- *nocciole* (elemento aria, energie magiche: protettive, fortuna)

- *paglia* (energie magiche: fortuna)

- *papavero* (elemento acqua, energie magiche: fortuna, denaro, benessere)

- *patchouly* (elemento terra; energie magiche: denaro, prosperità)

- *pera* (elemento terra; energie magiche: denaro, benessere)

- *piselli* (elemento acqua; energie magiche: denaro)

- *pomodori* (elemento acqua; energie magiche: prosperità, denaro)

- *prezzemolo* (elemento aria, energie magiche: denaro, protezione)

- *quercia bianca* (elemento fuoco, energie magiche: fortuna, denaro)

- *riso* (elemento aria, energie magiche: denaro, prosperità)

- *rosa* (elemento acqua; energie magiche: fortuna, felicità)

- *salvia* (elemento aria, energie magiche: denaro, saggezza)

- *spinaci* (elemento terra, energie magiche: denaro)

- *tiglio* (elemento aria, energie magiche: fortuna protezione)

- *trifoglio* (elemento aria; energie magiche: denaro, successo)

- *uva* (elemento acqua, energie magiche: denaro)

- *verbena* (elemento terra; energie magiche: denaro, benessere, protezione)

- *vetiver* (elemento terra, energie magiche: fortuna, denaro)

- *zenzero* (elemento fuoco; energie magiche: denaro, successo, potere)

- *zucca* (elemento terra, energie magiche: denaro, protezione)

Pietre, metalli e cristalli per la fortuna e il denaro

Le *pietre*, i *metalli* e i *cristalli* impiegati in magia per la fortuna e per il denaro sono:

- *ambra* (pietra proiettiva, elemento fuoco, energie magiche: fortuna)

- *argento* (metallo ricettivo, elemento acqua, energie magiche: denaro)

- *calcedonio* (pietra ricettiva, elemento acqua, energie magiche: fortuna)

- *calcite verde* (pietra ricettiva, elemento acqua, energie magiche: denaro, prosperità)

- *carbone* (pietra ricettiva, elemento terra, energie magiche: denaro)

- *crisoprasio* (pietra ricettiva, elemento terra, energie magiche: fortuna, denaro)

- *giada* (pietra ricettiva, elemento acqua, energie magiche: denaro, prosperità)

- *madreperla* (pietra ricettiva, elemento acqua, energie magiche: ricchezza)

- *magnetite* (metallo ricettivo, elemento acqua, energie magiche: denaro)

- *marmo* (pietra ricettiva, elemento acqua, energie magiche: successo)

- *occhio di gatto* (pietra ricettiva, elemento terra, energie magiche: denaro, fortuna)

- *occhio di tigre* (pietra proiettiva, elemento fuoco, energie magiche: fortuna, denaro)

- *olivina* (pietra ricettiva, elemento acqua, energie magiche: fortuna, denaro)

- *opale rosso* (pietra proiettiva, elemento fuoco, energie magiche: denaro, fortuna)

- *oro* (metallo proiettivo, elemento fuoco, energie magiche: successo, denaro)

- *ottone* (metallo proiettivo, elemento fuoco, energie magiche: denaro)

- *perla* (pietra ricettiva, elemento acqua, energie magiche: fortuna, denaro)

- *rame* (metallo ricettivo, elemento acqua, energie magiche: fortuna)

- *rubino* (pietra proiettiva, elemento fuoco, energie magiche: ricchezza, potere)

- *sale* (pietra ricettiva, elemento terra, energie magiche: denaro, benessere)

- *smeraldo* (pietra ricettiva, elemento terra, energie magiche: denaro, benessere)

- *stagno* (pietra proiettiva, elemento aria, energie magiche: fortuna, denaro)

- *topazio* (pietra proiettiva, elemento fuoco, energie magiche: denaro)

- *tormalina verde* (pietra ricettiva, elemento terra, energie magiche: denaro, successo in affari)

- *zaffiro* (pietra ricettiva, elemento acqua, energie magiche: potere, denaro)

- *zircone marrone, rosso, verde* (pietra proiettiva, elemento fuoco, energie magiche: ricchezza, denaro)

- *zircone giallo* (pietra proiettiva, elemento fuoco, energie magiche: successo in affari, aumenta la capacità di restare concentrati e d'attenzione)

Le pietre, come i cristalli ed i metalli, vengono utilizzati trasmettendo la propria energia (la volontà ed il desiderio) tenendole semplicemente tra le mani e visualizzando il bisogno magico e l'emozione della sua realizzazione.

Le pietre magiche, incantate per il denaro o la fortuna, possono essere impiegate come amuleti o talismani da portare con sé; si possono anche semplicemente porre sull'altare durante il rituale magico per essere aiutati dalla fortuna o per ottenere denaro, perché sortiscano il loro magico effetto.

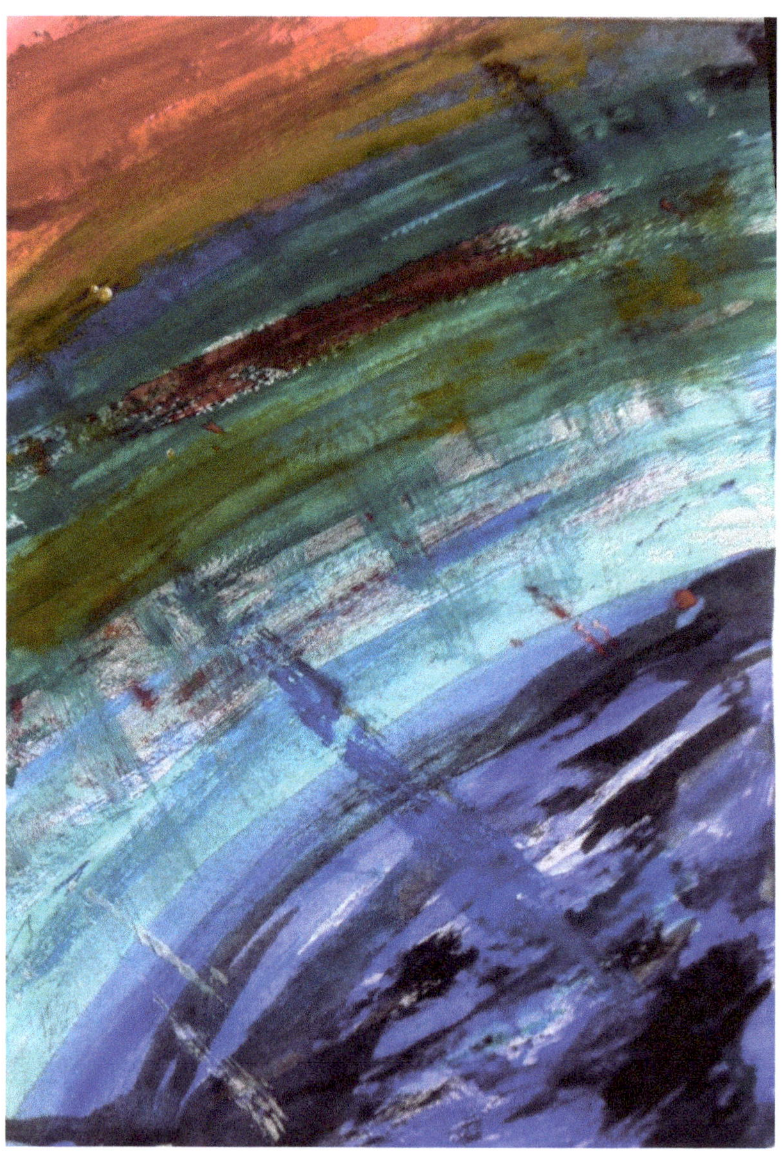

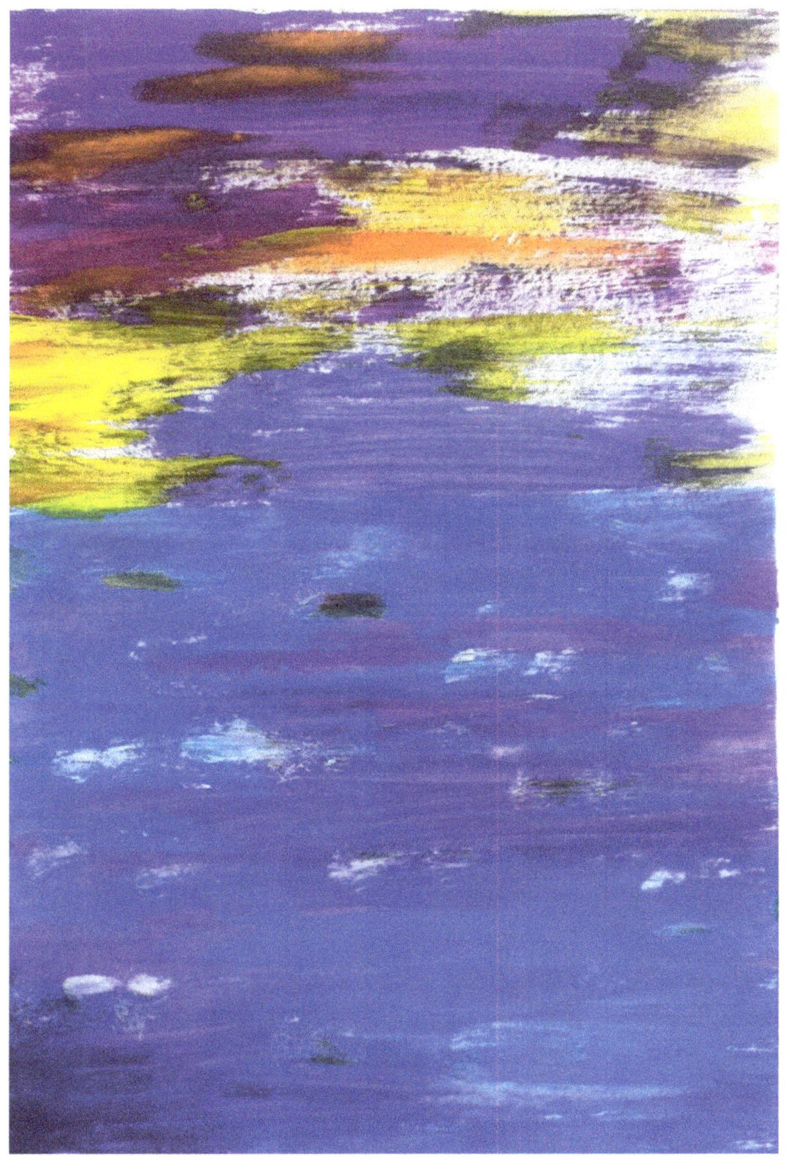

Capitolo VIII - Coscienza psichica e spiritualità

Quella sensazione, che abbiamo quando siamo soli con noi stessi, di consapevolezza del proprio essere e della propria realtà psichica ed emozionale è denominata coscienza psichica ovverosia quello stato psichico di coscienza capace di percepire ciò che ci circonda e noi stessi e che ci permette di pensare.

La nostra *essenza* è ciò che deve prevalere negli stati di coscienza psichica, affinché essa stessa si manifesti a noi spiritualmente.

Sapere ciò che siamo nel nostro io più profondo è un processo lungo e difficile, che prevede che ci si spogli della materialità della nostra vita e che ci si riconnetta con il proprio spirito, la propria *essenza*.

Oggigiorno è davvero complicato comunicare con se stessi e con i nostri veri bisogni; sempre presi dalle mille faccende quotidiane, a lungo andare ci dimentichiamo di noi stessi e di ciò che vogliamo e questo comporta un assottigliamento del nostro spirito.

Dimentichiamo la nostra essenza e facciamo assopire i nostri desideri, allontanandoci sempre di più da noi stessi.

Essere coscienti a livello psichico è un atto del sistema nervoso centrale, affinché si possano captare gli impulsi esterni, per attivare (in conseguenza a questi stessi impulsi) il nostro modo d'agire a livello cognitivo e inconscio.

Le funzioni psichiche (cognitive ed inconsce) del nostro cervello definiscono la nostra personalità e la nostra intelligenza, perché ci si possa adattare per la nostra stessa sopravvivenza ed evoluzione e si possano superare i momenti brutti della propria esistenza.

Avete mai pensato: ma cosa ho fatto di male per meritarmi tutto questo? Avete mai pensato di mollare tutto e sparire in qualche meandro della terra dove si possa restare in pace con stessi e con quello che ci circonda? Avete mai pensato di smettere di pensare come automi della società e superare tutti gli ostacoli, che ci separano dalla nostra vera *essenza*?

Avete realmente mollato tutto per raggiungere ciò che neanche conoscevate per ritrovarvi in una condizione migliore? Avete lasciato tutto il vostro mondo, le vostre abitudini, il lavoro che facevate, perché non era più compatibile con le vostre esigenza di crescita personale e spirituale, per semplicemente stare bene con se stessi ed essere?

Vi siete allontanati da ciò che un tempo ritenevate più caro e imprescindibile per voi?

Se avete fatto tutto ciò, cosa vi ha portato tagliare tutti i ponti con delle situazioni e/o persone, quando eravate orami svuotati da ogni reale gioia nella vostra esistenza?

Come un amore ormai passato o una fase della vostra esistenza che per voi è ora solo un lontano ricordo, così il presente di essere qui in questo momento vi fa comprendere che la nostra esistenza è un susseguirsi di eventi, che conducono la nostra vera e reale essenza d'essere a concretizzarsi nella realtà che viviamo.

Arrivano dei momenti nella vita di ognuno di noi, dove il nostro vero bisogno è ritrovare se stessi e la propria essenza ossia ritrovare la propria anima. Riprendere ad amarsi ed amare ciò che si è, semplicemente per quello che si è, è la più alta forma di comprensione di esistere.

Disperarsi, piangere, combattere per le proprie idee, sono tutti stati in cui dobbiamo trovarci per comprendere cosa sia importante davvero per noi.

Cosa vogliamo essere e cosa vogliamo diventare sta solo a noi comprenderlo. La nostra essenza, perché viva, ci guiderà a riscoprire di essere individui unici e rari con una esclusiva magia personale; e ciò dovrà portarci a credere in noi stessi e nelle nostre capacità, a dispetto di chi non ci ritiene all'altezza o ci critica o vuole solo sfruttarci in qualche modo, perché gli è conveniente e perché gli fa comodo.

Conoscere se stessi, accettarsi per quello che si è, sentire le proprie emozioni, impegnarsi per attuare le proprie aspirazioni sono tutte azioni da compiere per essere coscienti di sé e delle proprie capacità. La magia naturale può far risvegliare il vero io magico, che è in ognuno di noi, per vivere in armonia con noi stessi, con la natura e con gli altri.

Mi si spacca il cuore a pensare che per essere noi stessi dobbiamo soffrire e combattere, isolarci e ricominciare tutto daccapo, dopo magari aver tanto costruito, ma spesso ciò è necessario per rigenerare la nostra stessa vita, perché la nostra vera essenza possa risplendere in questo mondo con le nostri azioni e creazioni, con il nostro impegno e lavoro e con la nostra personale magia.

In armonia con la Luna e le stelle io sarò!

In armonia con il Sole e con la natura io sarò!

In armonia con me stessa io sarò!

Solo così potrò rinascere da questo stato di torpore spirituale in cui la maggior parte di noi è caduto. Ed è questo che dovremo dire per essere in armonia con noi stessi e con ciò che ci circonda.

Vivere ed essere vivi è la cosa più bella che ci potesse accadere ed esserne coscienti è la magia di esistere.

Sono felice, quando i moti del mio cuore arrivano a rendersi reali nella mia realtà per soddisfare il mio bisogno di essere una creatura magica della natura, perché la natura stessa è magia.

Sono felice di essere e di esistere anche per trasmettere a voi la bellezza di essere vivi e vivere in pienezza ed armonia di se stessi e della natura che ci circonda.

La coscienza psichica e la spiritualità sono fondamentali per conoscere ciò che si vuole e per riconnettersi con la propria essenza, la propria anima.

Crowley affermava "Ogni uomo e ogni donna è una stella" e questo è quello che sarete!

(Scott Cunningham)

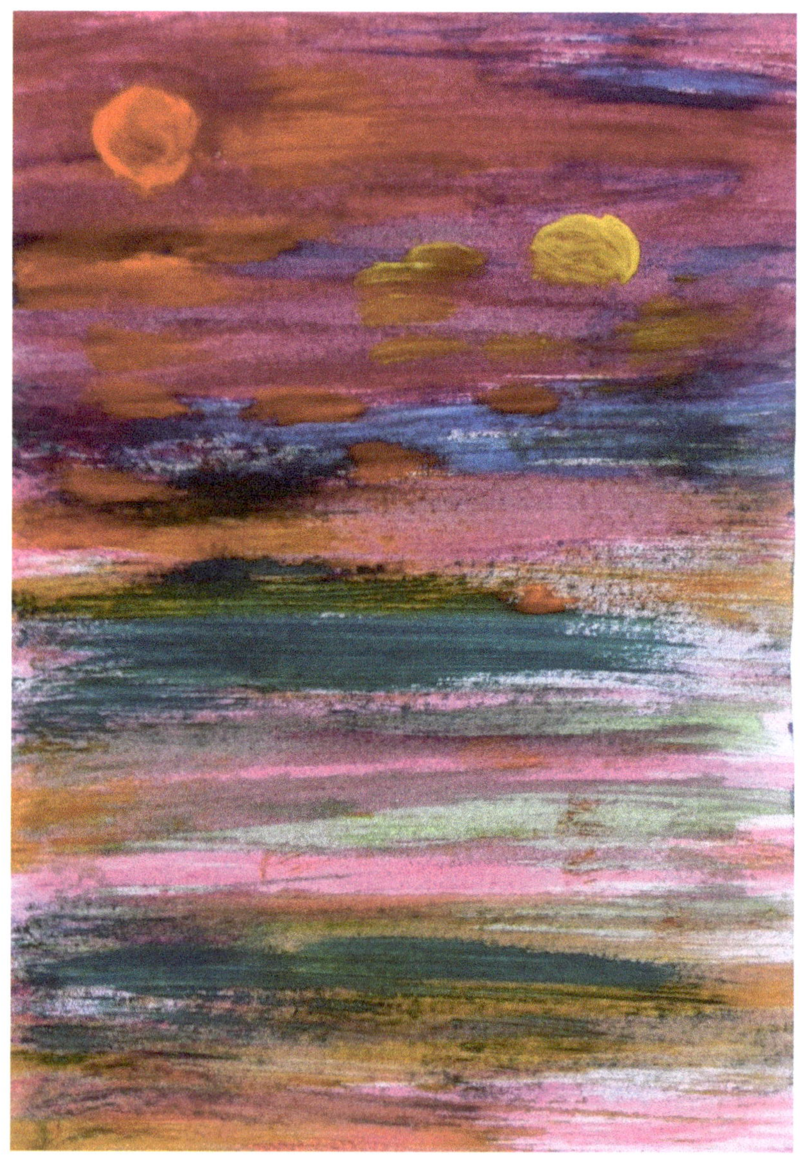

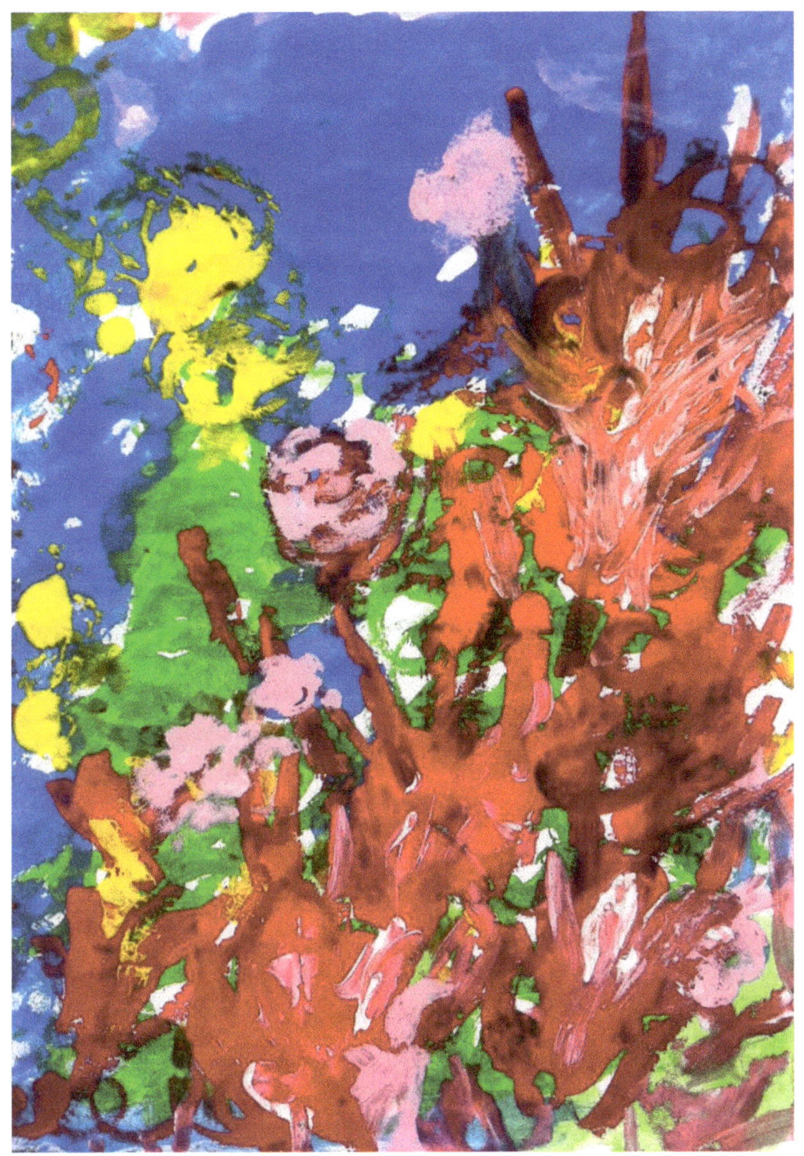

Incantesimi per la coscienza psichica e la spiritualità

Portare con sé un pezzetto o un seme di anice stellato favorisce i poteri psichici; accendere un incenso alla cannella consente di riconnettersi con mente cosciente alla propria spiritualità e al proprio sé; tenere in balcone un cipresso nano, perché regni in casa la serenità; portare addosso del cumino dona pace e tranquillità alla mente; accendere una candela viola con inciso sopra il simbolo della coscienza psichica e ungerla con olio all'essenza naturale di timo aumenta i poteri psichici; accendere un incenso al sandalo mentre si fa il bagno per stimolare la consapevolezza spirituale e psichica; portare addosso del pepe nero per liberare la mente da pensieri tristi; tenere in casa una viola africana per aumentare la propria spiritualità e di coloro che vi ci abitano sono tutti incantesimi e rituali magici per la coscienza psichica e spiritualità.

Se si vuole accrescere la propria creatività, la propria fantasia, la propria inventiva o per studiare è suggerita la fase di *Luna crescente*. Mentre per la consapevolezza e coscienza psichica è suggerita la fase di *Luna calante*.

La magia del vento dell'est è adatta per incantesimi correlati alla mente, all'intelletto e ai poteri psichici; il vento del nord invece è utile per alleviare lo stress e la depressione e l'irritabilità liberandoci da ciò che è estraneo al nostro spirito, alla nostra naturale essenza; il vento dell'ovest per ritrovare la nostra spiritualità.

Colori, erbe, piante, fiori, frutta ed altri alimenti per la coscienza psichica e la spiritualità

I *colori* sono giallo per l'intelletto, lo studio ed i poteri psichici, il bianco per la spiritualità come il celeste, che dona calma e riduce lo stress, mentre l'azzurro ed il blu vengono usati per la consapevolezza e coscienza psichica.

Le *erbe*, le *piante*, i *fiori*, la *frutta* ed altri alimenti, impiegati pr la spiritualità e la coscienza psichica, sono:

- *acacia* (elemento aria, energie magiche: purificazione, spiritualità)

- *alga marina* (elemento acqua, energie magiche: protezione psichica)

- *alloro* (elemento fuoco, energie magiche: protettive, psichiche, purificazione, coscienza psichica)

- *anice stellato* (elemento aria; energie magiche: poteri psichici)

- *banana* (elemento aria; energie magiche: spiritualità)

- *cannella* (elemento fuoco, energie magiche: poteri psichici, spiritualità, consapevolezza e coscienza psichica)

- *cocco* (elemento acqua, energie magiche: coscienza psichica, purificazione)

- *dattero* (elemento aria, energie magiche: spiritualità)

- *eufrasia* (elemento aria, energie magiche: psichiche, mentali)

- *gardenia* (elemento acqua, energie magiche: spiritualità, pace)

- *germogli di soia* (elemento terra, energie magiche: protettive, coscienza di sé)

- *mais* (elemento fuoco, energie magiche: protettive, spiritualità)

- *melanzane* (energie magiche: spiritualità)

- *menta piperita* (elemento aria; energie magiche: poteri psichici)

- *mirra* (elemento acqua, energie magiche: spiritualità, meditazione)

- *incenso* (elemento fuoco, energie magiche: protettive, esorcismo, spiritualità, meditazione)

- *latte* (elemento acqua, energie magiche: amore, spiritualità)

- *lino* (elemento fuoco, energie magiche: protettive, curative, poteri psichici)

- *loto* (elemento aria; energie magiche: spiritualità, protezione)

- *oliva* (elemento aria, energie magiche: spiritualità, pace)

- *rosa* (elemento acqua, energie magiche: protettive, curative, psichiche)

- *sandalo bianco* (elemento acqua; energie magiche: spiritualità, curativi, esorcismo)

- *sedano* (elemento fuoco; energie magiche: coscienza interiore, pace)

- *sorbo selvatico* (elemento fuoco, energie magiche: curative, psichiche, protettive)

- *timo* (elemento acqua; energie magiche: poteri mentali, coscienza spichica)

- *uova* (elementi tutti – albume acqua, tuorlo fuoco, guscio terra, membrana aria; energie magiche:, divinazione)

- *viola africana viola africana* (elemento acqua, energie magiche: protezione, spiritualità)

- *zafferano* (elemento fuoco, energie magiche: curative, psichiche, felicità).

Pietre, cristalli e metalli per la coscienza psichica e la spiritualità

Le *pietre*, i *cristalli* ed i *metalli* usati in magia per la spiritualità, la coscienza psichica ed i poteri mentali:

- *acquamarina* (pietra ricettiva, elemento acqua, energie magiche: purificazione, pace, sensitività psichica)

- *alluminio* (metallo proiettivo; elemento aria; energie magiche: capacità mentali, magia delle immagini)

- *ametista* (pietra ricettiva, elemento acqua, energie magiche: sensitività psichica, pace)

- *argento* (metallo ricettivo, elemento acqua, energie magiche: sensitività psichica, invocazione, pace)

- *calcite trasparente* (pietra ricettiva; elemento acqua: spiritualità, meditazione)

- *diamante* (pietra proiettiva, elemento fuoco, energie magiche: spiritualità, pace, protettive)

- *fluorite* (pietra proiettiva; energie magiche: poteri mentali)

- *berillo* (pietra ricettiva, elemento acqua, energie magiche: energia, sensitività psichica)

- *citrino* (elemento aria, energie magiche: psichiche, curative, sensitività psichica)

- *cristallo di quarzo* (pietra proiettiva, elemento fuoco, energie magiche: : potere, protettive, sensitività psichica)

- *lapislazzuli* (pietra ricettiva, elemento acqua, energie magiche: protezione, sensitività psichica)

- *pietre forate* (pietra ricettiva, elemento acqua, energie magiche: sensitività psichica, vista, protezione)

- *smeraldo* (pietra ricettiva, elemento terra, energie magiche: protezione, sensitività, esorcismo, poteri mentali)

- *stagno* (metallo proiettivo; elemento aria; energie magiche: divinazione)

- *zircone bianco* (pietra proiettiva, elemento fuoco, energie magiche: protettive, pace, poteri mentali).

Stringendo e strofinando tra le mani la pietra, il cristallo o il pezzetto di metallo scelto per l'incantesimo e concentrandosi e liberarando la mente dagli affanni quotidiani, si ottiene l'effetto desiderato.

Creare un amuleto o un talismano con una di queste pietre, cristalli o pezzetti di metallo, lasciando fluire al suo interno la nostra energia emozionale magica .

Le pietre si possono anche semplicemente porre sull'altare durante il rituale magico, perché sortiscano il loro magico effetto.

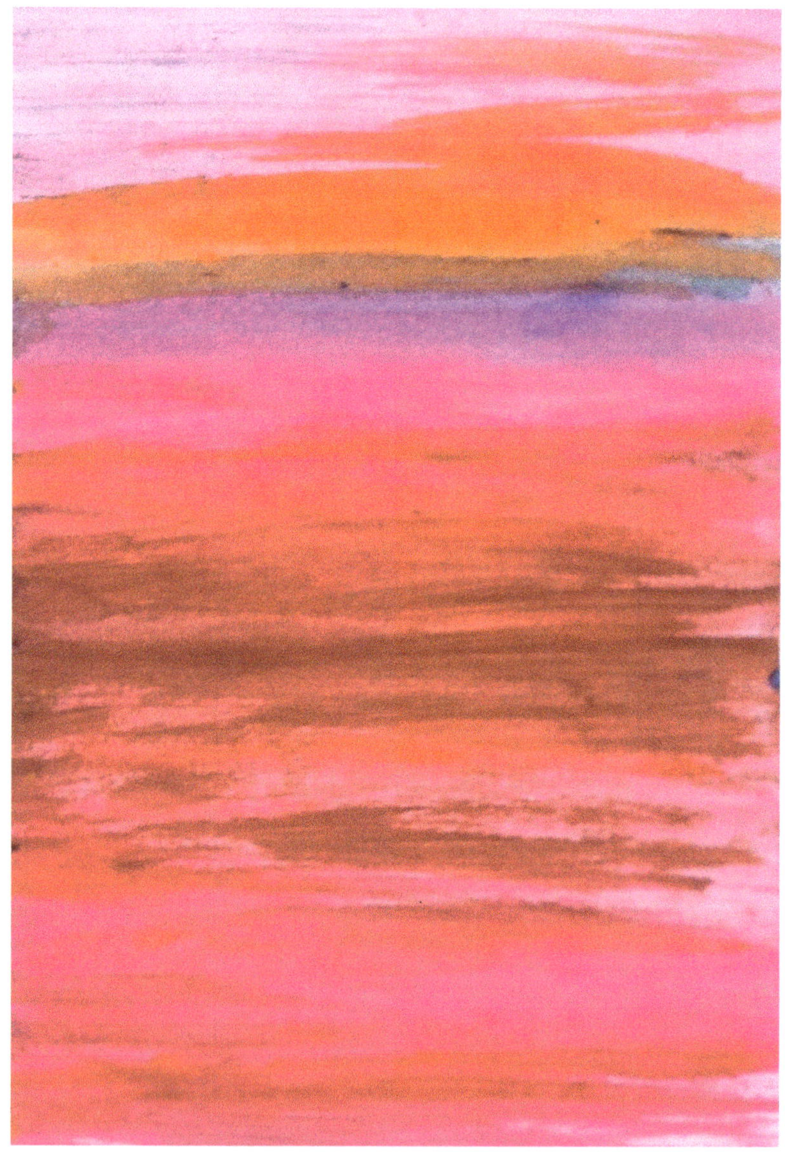

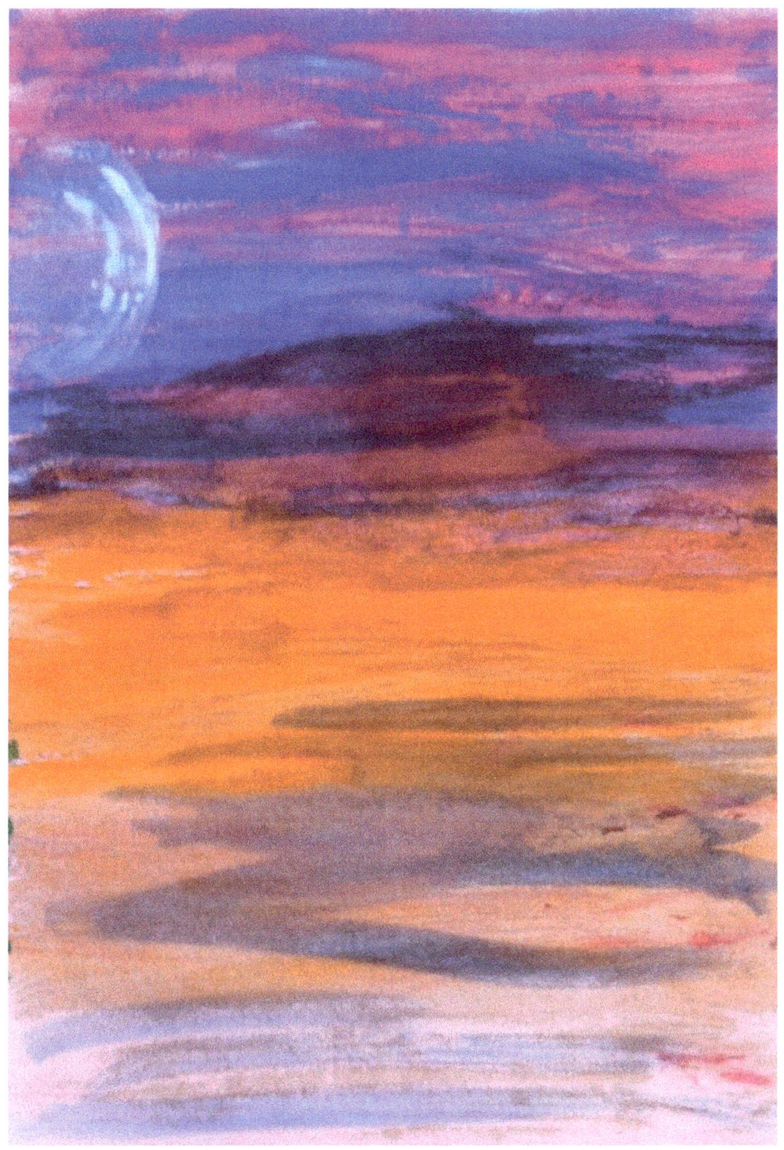

Capitolo IX - Simboli, scrittura e colori in magia

Perché siano davvero efficaci gli incantesimi, è necessario usare *simboli* personali che, grazie al nostro potere individuale ed unico, agiscono magicamente procurandoci quell'esigenza naturale, che richiediamo all'atto dell'incantesimo.

I simboli personali vanno sigillati con il nostro potere magico emozionale, recitando un incanto che suggelli questa univoca corrispondenza fra il simbolo e la nostra energia magica, perché esso si attivi e trasferisca e muti le energie in energie desiderate, così da realizzare il nostro bisogno magico.

Creare un personale simbolismo nel praticare l'arte magica è utile ad indirizzare meglio le energie, perché si ottenga il risultato desiderato.

Ad esempio, se si vuole che l'amore entri nella nostra vita, incidere su una candela rosa o verde un cuore, due cuori incrociati o un qualsiasi simbolo, che richiami l'amore in voi stessi; oppure cucire un cuscino a forma di cuore e riempirlo di erbe incantate.

Per richiamare l'amore basta anche semplicemente disegnare il simbolo scelto su un foglio di carta con estratto di rosa e lasciandolo andare al vento dell'ovest o del sud oppure bruciandolo, dopo averlo piegato ed averci messo al suo interno le erbe.

Una volta imparato a visualizzare il vostro simbolo, quando vi occorre, esso vi donerà la sua energia, perché il vostro incanto agisca e si riveli. E' altresì importante creare un'immagine mentale che sblocchi quelle energie personali sigillate nel simbolo al fine di reintegrarle in noi, per poi riutilizzarle per altri scopi magici.

Come scegliere i vostri simboli magici?

Niente di più facile: basta decidere se appropriarsi simboli magici antichi come ad esempio le rune o affidarsi al proprio istinto magico naturale.

Io suggerisco la seconda possibilità, anche se alcuni simboli noti in magia sono a me cari, così come alcune rune. Vi suggerisco quindi di scegliere secondo l'emozione magica che quel simbolo vi trasmette, avendo cura (prima di procedere a questa operazione) di svuotare la mente dai pensieri della vita quotidiana, rilassarsi magari con la meditazione e concentrarsi sul simbolo.

Vedrete che vi appariranno delle immagini mentali o comunque delle emozioni saranno suscitate in voi. Seguite quelle indicazioni e scegliete il vostro simbolo magico.

Quest'operazione magica è possibile effettuarla per ogni vostra esigenza magica.

Una volta scelti i propri simboli, creati da voi o comunque personalizzati con la vostra energia, essi sortiranno l'effetto desiderato e vi aiuteranno a dirigere le energie magiche dove voi volete che siano.

Per proteggersi, per rilassarsi e purificarsi, per ottenere fortuna, amore ecc., esercitare la mente a visualizzare il simbolo da voi scelto, utilizzare questo simbolo ogni qualvolta opererete rituali magici associati al suo significato.

Per l'amore ad esempio, se si è in coppia, due cuori intrecciati e circoscritti da una circonferenza (e quindi protetti dal suo cerchio) può essere un buon simbolo magico per restare uniti e felici, come lo è altrettanto un cuore all'interno di un sole per trovare l'amore.

Per proteggere la casa è sufficiente disegnarne il simbolo, se volete, potete utilizzare quello indicato più avanti in questo stesso capitolo, e tracciarvi attorno una circonferenza, che delimita il cerchio magico protettivo, o anche tre circonferenze incrociate, avendo cura che il simbolo della casa sia esattamente al centro della loro intersezione. La protezione sarà in questo caso triplicata, visto che la casa (o comunque ciò che si vuole proteggere) è posta nello spazio comune dei tre cerchi.

Per purificarsi basta disegnare una goccia d'acqua, visto il suo proprio ed intrinseco potere purificante.

Anche le rune sono usate per aiutarci a richiamare o a trasmettere l'energia magica, di cui abbiamo bisogno. Esse sono un'antica scrittura e si tramanda che abbiano poteri magici propri molto intensi.

Le rune erano in realtà le lettere dell'alfabeto usato dalle antiche popolazioni nordiche e si narra che fossero sotto il dominio di Odino (il più antico Dio nordico, creatore del mondo e di tutte le cose) e rappresentano la sorgente magica di ogni potere e sapienza. Le rune sono molto utilizzate nell'arte della divinazione, ma personalmente ne suggerisco il loro uso magico alla stregua degli altri simboli usati in magia.

Nello schema, di seguito riportato, ve ne sono indicate solo alcune d'uso più comune in magia.

Anche il triangolo è un simbolo magico. Le sue caratteristiche matematiche di indeformabilità e relative al fatto che si può sempre circoscrivere o inscrivere in una circonferenza (e quindi delimitare o essere interno al suo cerchio) gli conferiscono il potere magico dell'esistenza stessa dello spazio.

E il triangolo equilatero è la rappresentazione magica dell'armonia cosmica naturale e del suo equilibrio.

Alcuni gli conferiscono la simbologia degli elementi, ma io preferisco associarla invece al quadrato.

Il quadrato tuttavia rappresenta anche la limitazione di essere umani ovverosia di essere circoscritti in una specifica dimensione predominante, dove lo spazio, la materia ed il tempo, che scorre all'infinito solo verso una direzione, ne fanno da padrone.

Il pentagono infine rappresenta la difesa, una sorta di fortezza, dove si racchiudono i poteri dell'essere umano. Unendo i vertici di un pentagono si ottiene una stella ovverosia il pentagramma. La stella che così si ottiene (che mi porta alla mente l'Uomo Vitruviano) rappresenta l'essere umano.

Infatti, è tradizione che la stella a cinque punte, circoscritta da una circonferenza, rappresenta il simbolo magico principe della magia e della sua arte: il pentacolo.

Per attrarre energie positive e proteggerci da forze malevole, è necessario che la stella a cinque punte, circoscritta da una circonferenza, abbia la punta sempre rivolta in su verso nord.

Di seguito riporto pochi ma efficaci *simboli* e qualche *runa* per meglio orientarsi nella creazione dei propri incantesimi.

Attraverso il loro uso nella vostra arte magica apprenderete la potenza dei simboli in magia.

Bisogni magici, simboli e rune

- **Amore**

 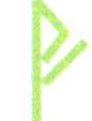

- **Amore di coppia**

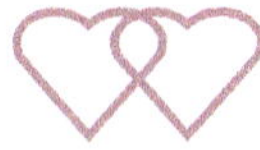

- **Conforto**

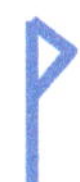

- **Protezione**

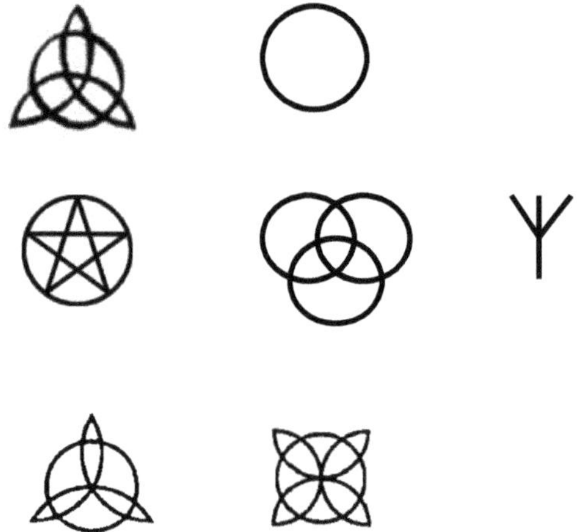

- **Denaro**

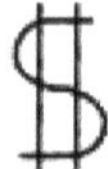

- **Ricchezza**

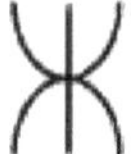

- **Energia magica**

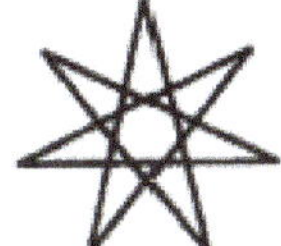

- **Guarigione**

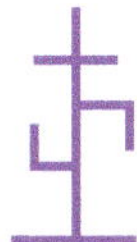

- **Forza fisica e magica**

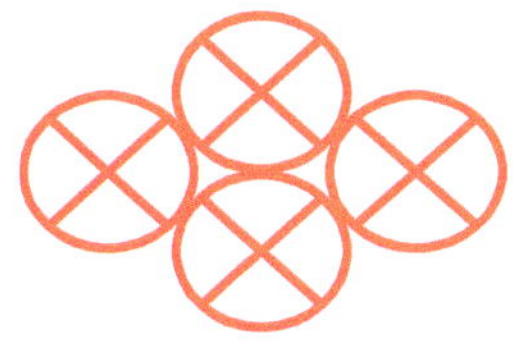

- **Purificazione**

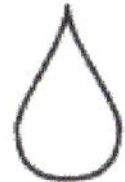

- **Per non essere gelosi**

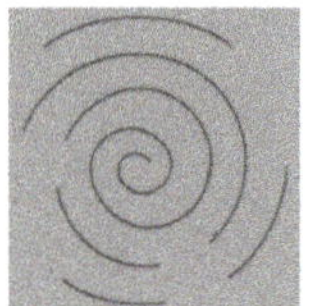

- **Sonno**

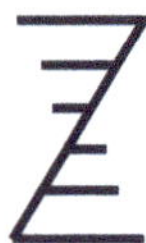

- **Pace**

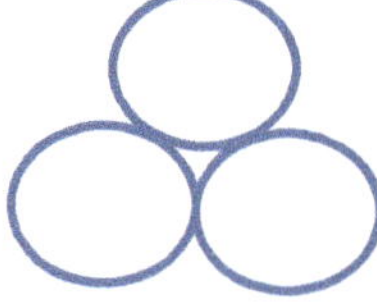

- **Casa**

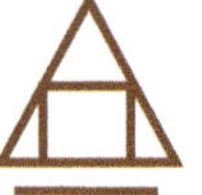

- **Luna Piena** 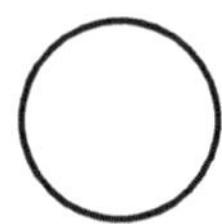

- **Luna Crescente** 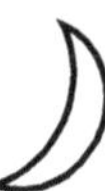

- **Luna Calante** 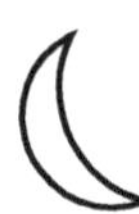

- **Luna Nuova** 

- **I tre aspetti visibili della Luna**

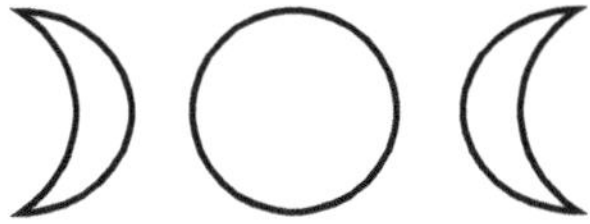

- **Sole**

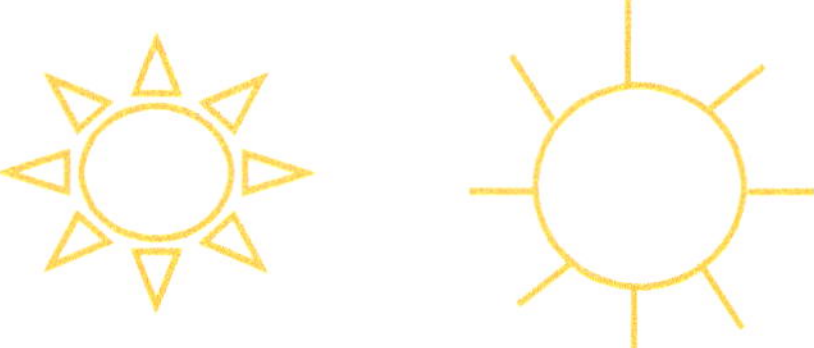

- **Terra**

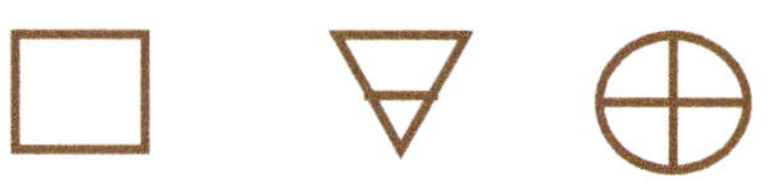

- **Aria**

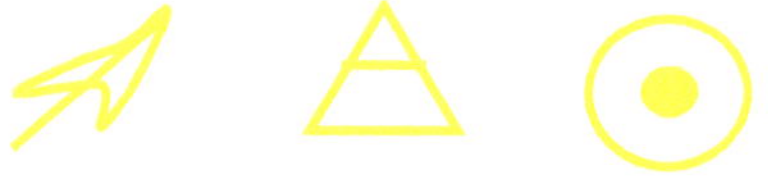

- **Fuoco**

- **Acqua**

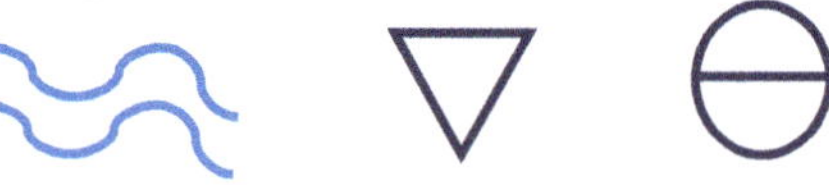

- **Uomo**

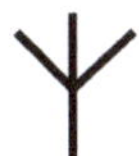

- **Donna**

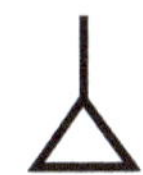

- **Sesso**

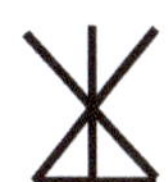

- **Vittoria**

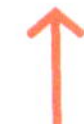

- **Fortuna**

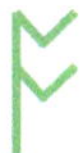

- **Successo**

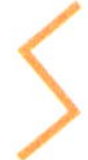

- **Proprietà**

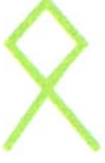

- **Spiritualità**

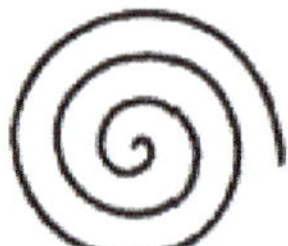 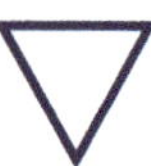

- **Coscienza psichica**

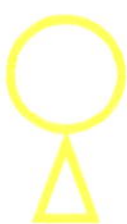

- **Scudo al male**

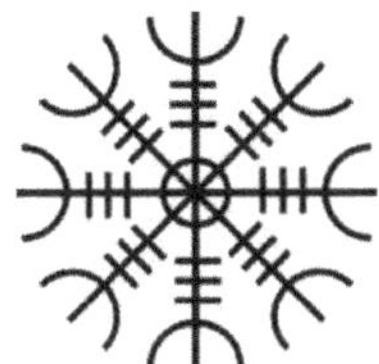

- **Affari**

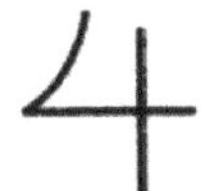

- **Coraggio**

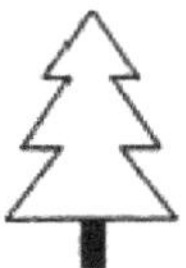

- **Protezione durante i viaggi**

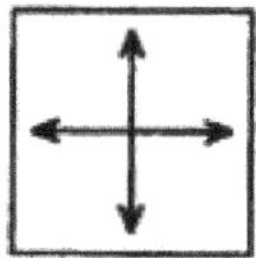

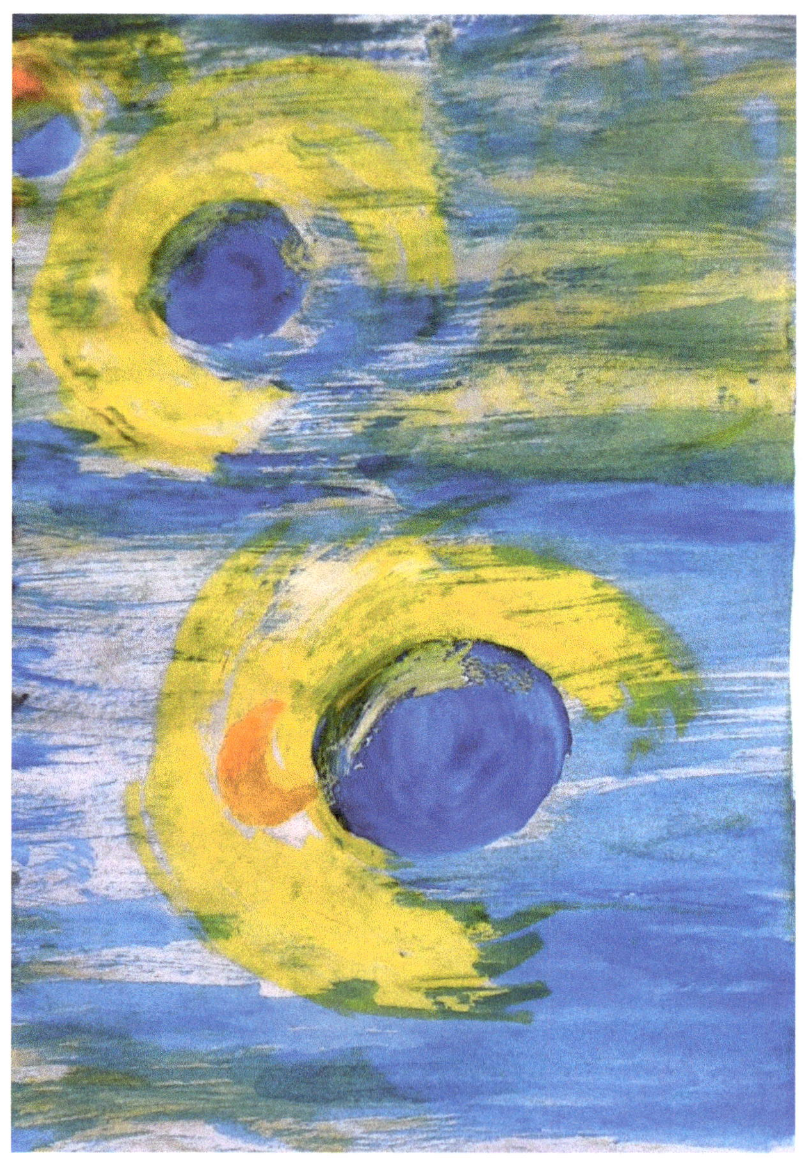

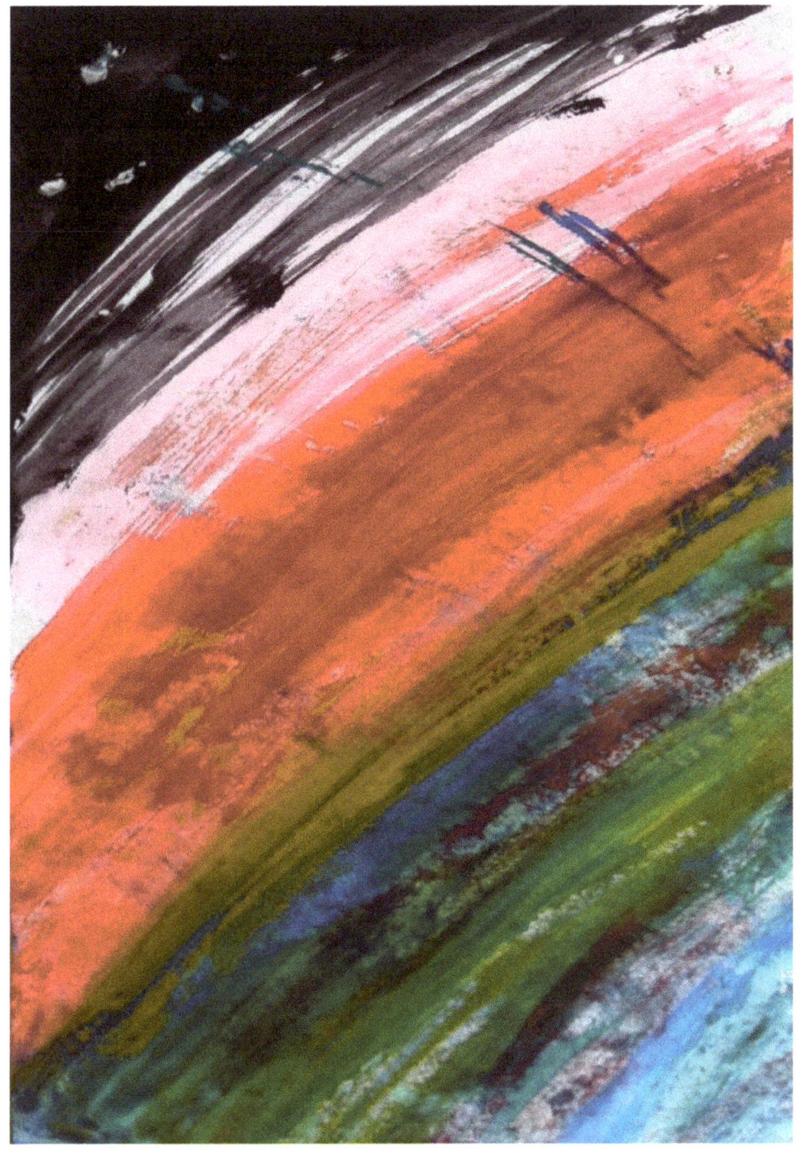

La *scrittura* in magia è molto importante.

Scrivere incanti magici o formule magiche comporta un uso delle parole appropriato.

Le parole da usare negli incanti o formule devono rivelare il nostro desiderio magico, esattamente come le nostre emozioni devono sprigionare quell'energia personale e naturale, che c'è in noi, da indirizzare verso la volontà di trovarsi in quella situazione che soddisfa il nostro desiderio.

Questa volontà deve essere in armonia con le energie degli ingredienti magici dell'incantesimo da porre in essere.

Anche le azioni magiche, da noi eseguite nello svolgimento dell'incantesimo, devono concordare con l'energia del bisogno e accordarsi e combinarsi con quella degli ingredienti naturali utilizzati.

Avendo quindi imparato a conoscere le energie magiche delle erbe, i colori delle candele a cui associarle per ottenere il risultato desiderato, dei cristalli, delle pietre e dei metalli, è necessario che si scelgano parole, che richiamino la loro intrinseca, naturale e magica energia.

In funzione dell'associazione ad uno degli elementi, dell'influenza della Luna, del Sole, del clima e delle stagioni *al momento* dell'incantesimo, vanno citati con poche e semplici parole i loro influssi magici a noi utili.

Unendo tutto ciò a parole, che manifestano la nostra volontà personale, perché l'incanto riesca, e sentendo emotivamente quelle parole (mentre si recitano e mentre si visualizza il simbolo o lo scopo magico del vostro bisogno come realizzato) l'incantesimo è lanciato e la magia farà il resto.

Schema base per creare un incantesimo

- Sentire la necessità di compiere un incantesimo per migliorare un aspetto della nostra esistenza.

- Scegliere le erbe, i cristalli, il colore della candela, della corda o della stoffa per fare una sagoma, un sacchetto o un cuscino, che sia l'immagine magica del vostro bisogno, o comunque gli strumenti che volete utilizzare per l'incantesimo, in maniera tale da attivare quelle energie magiche che vi occorrono.

- Disporre gli strumenti.

- Scrivere una *frase in rima*, che rappresenti il vostro bisogno e, se volete, richiamate l'energia magica racchiusa da quegli stessi strumenti, che state utilizzando, l'energia della Luna o del Sole in funzione della loro fase al momento dell'incantesimo, l'energia degli elementi.

- Rilassarsi.

- Respirare.

- Concentrarsi.

- Visualizzare con coinvolgimento ed emozione il proprio bisogno magico.

- Eseguire l'azione magica (accendere la candela, riempire il sacchetto di erbe e legarlo con il filo del colore scelto, seppellire l'oggetto magico creato ecc.).

- Lasciare che l'incantesimo si svolga e che la sua energia magica faccia il suo lavoro, portandovi quella necessità magica che vi occorre per stare meglio con voi stessi e con ciò che ci circonda.

Colori ed energie magiche

I *colori* associati alle *energie magiche* sono:

- *bianco – purificazione, protezione, spiritualità, meditazione, fortuna;*

- *rosso – protezione, difesa, passione, sesso, energia, magica, forza, coraggio;*

- *rosa e fucsia – amore, fedeltà, felicità, amicizia;*

- *verde – prosperità, fertilità, denaro, stabilità, fortuna, ricchezza;*

- *celeste – spiritualità, calma, pace, sonno, purificazione;*

- *azzurro – guarigione, purificazione, calma, pace, sonno, sogni premonitori;*

- *blu scuro (blu notte) – consapevolezza psichica, protezione;*

- *arancione – successo, protezione, questioni legali, lavoro, attrazione, fortuna, intuizione;*

- *giallo – intelletto, coscienza psichica, divinazione, memoria, fantasia, creatività;*

- *marrone – protezione della casa e degli animali domestici, successo materiale;*

- *viola – consapevolezza spirituale, capacità psichiche, favorire la guarigione da gravi malattie, denaro, successo;*

- *grigio – annulla le energie negative;*

- *nero (assenza di colore) – respinge il male e le negatività.*

La scelta di *candele, pietre, cristalli* e *metalli, filo o nastri, stoffe, succhi* ed *inchiostri magici*, è condizionata dal colore stesso di questi strumenti in funzione del bisogno magico da realizzare.

Conclusioni

Tutto ciò, che ho imparato finora, è che la magia dell'universo mi porta ad essere quello che sono e che devo essere; e illumina attraverso la mia magia il mio essere me, grazie alla sua energia cosmica d'armonia e d'amore.

La vita e la morte non sono soggette alla magia umana. Esse fanno parte di un meccanismo più grande cosmico e divino: sono cicli naturali eternamente stabiliti dal cosmo (fato).

Con la magia naturale è possibile solo trasmettere o ricevere quelle energie a noi necessarie, perché sia consentito il cambiamento desiderato nella nostra vita. La magia umana soddisfa esclusivamente bisogni a noi necessari e spesso ciò che è necessario, non è quello di cui siamo convinti di avere bisogno!

Il potere personale deve servire per *stare meglio* e, praticare magia naturale, trasforma solo ciò che mina una semplice e felice esistenza, affinché non sia più un ostacolo per realizzare se stessi come è giusto che sia.

In molti credi religiosi la nostra anima, quella che io ho chiamato spesso *essenza*, deve in questa vita terrena fare delle opere, agire, migliorarsi, superare prove ed affrontare ostacoli, perché l'*essenza* stessa evolva per poi ricongiungersi, alla fine della sua completa evoluzione, con il divino, l'energia cosmica ed universale che genera i mondi e la vita.

Ed ecco per evolvere la propria *essenza* e riconnetterci con essa, e quindi con la propria anima, con il proprio spirito, possiamo ricorrere alla magia naturale.

Vedere se stessi ed il mondo in un'ottica naturale, dove noi siamo ed esistiamo, dove la nostra volontà la fa da padrona e dove la nostra vera essenza e le nostre capacità sono rivelate a noi stessi ed anche agli altri, senza subire i giudizi di chi ci circonda e senza dovere per forza subire le pressioni della nostra vita quotidiana e della società, è la mia magia.

Anche voi potete ritrovare il vostro io magico e vivere una vita di magia per poter essere.

Certa della mia esistenza, vedo che

ci sarà un tempo

in cui stelle nuove saranno nel creato

e molti soli e lune esisteranno

e con i pianeti e gli astri e corpi spaziali

un unico organismo organico saranno.

L'essenza della vita resterà,

ma in quali forme non si sa.

Per ora il mio compito è finito

In questo giorno l'universo mi è amico,

perché con la mia energia,

ancora su questa Terra, luce sia.

E l'amore e la speranza del cuore

doni la forza e la magia,

perché si realizzi la celeste e universale armonia.

In ogni tempo e in ogni dimensione

che la magia dell'amore regni e si espanda,

perché il bene superiore sia.

Questo è ciò che vedo e questo sia!

Considerazioni dell'autore

La magia è consapevolezza dell'energia; non è una rigida trascrizione dei poteri delle erbe, delle pietre, degli elementi o della natura tutta. E' come fosse un'alta ispirazione matematica dell'energia espressa in azioni, pensieri, visualizzazioni mentali ed energia personale, ma non categorizzabile rigidamente con sistemi empirici, numerici o quant'altro. Non è scienza ed è proprio per questo la sua applicazione non ci permette, come la fisica, la biologia genetica e molecolare ecc., di costruire e dare vita a creazioni materialmente tangibili.

La magia agisce sull'etere e le energie magiche si muovono e si trasformano in esso.

E' pura energia mentale, psichica ed emotiva.

La magia è quell'energia leggera, invisibile ma potente, che esiste e compone l'universo.

E' l'intuizione e l'ispirazione, che ha consentito agli esseri umani di creare opere straordinarie ed utili e sane per l'interna umanità, perché migliorasse la propria esistenza e per evolversi.

La magia spinge alla creazione di cose buone e migliori per noi stessi e per il mondo.

Sono trascorsi ormai secoli dalla caccia alla Streghe ma ancora oggi c'è scetticismo e superstizione e nel migliore dei casi la gente crede che sia solo fantasia.

In realtà noi esseri umani abbiamo poteri a noi ancora sconosciuti; il cervello, il nostro sistema neurale, i nostri organi ci consentono di percepire e di rispondere alle sollecitazioni esterne facenti parte della natura; il nostro cervello, il nostro pensiero, il nostro bagaglio emozionale, la nostra anima, la nostra essenza permette al nostro corpo e alla nostra psiche di adattarsi per stare bene e vivere al meglio, come natura vuole per tutti gli esseri viventi, che fanno parte di essa. Le piante, gli animali ce lo insegnano tutti i giorni. Nasce sull'asfalto un filo d'erba, gli animali si adattano all'inquinamento causato dall'uomo e dalle sue malsane esigenze e si avvicinano (di contro) a noi, perché siano curati ed amati, come se ci volessero comunicare che siamo noi, gli essere più intelligenti del pianeta, a dover comprendere che tutto ciò che ci circonda ci appartiene come il nostro stesso organismo, perché noi ne facciamo parte.

Noi esseri umani siamo nella scala di esseri viventi della Terra quelli superiori ed intelligenti, con volontà e sapienza, con ingegno e straordinarie capacità, che ci consentono addirittura di controllare e dominare, di ottenere a discapito di altri, a distruggere non per un bene comune, ma solo per mero interesse economico e di personale vanità e potere ma questo concetto di vivere per sopraffare dovrebbe essere rivisto!

La natura è la sola nostra madre generatrice suprema e tangibile e vuole che ci prendiamo cura della sua esistenza, fonte inesauribile di energia, cibo e riparo per noi; vuole e ci insegna a dover riscoprire noi stessi e a prenderci cura di noi, non solo a livello materiale e fisico ma anche a livello emozionale ed emotivo, mentale e psichico, perché noi siamo l'essere naturale della terra più evoluto e tocca a noi capire che la sua magia e i suoi poteri sono dentro di noi.

Essere consapevoli di questo ci conduce ad una nuova emozione, che ci trasmette un brivido in tutto il nostro corpo, perché siamo i soli a poter cambiare e migliorare noi stessi e a preservare la nostra vera naturale essenza e la nostra madre generatrice, la Terra.

Noi abbiamo il potere. Possediamo la magia di essere, di esistere e di trasmettere agli altri le nostre energie, perché tutto si compia in armonia secondo natura.

Operare esercizi di magia naturale ci consente di vivere meglio, perché in armonia con le forze invisibili che si muovono in natura.

Ognuno di noi può, con saggezza, conoscenza, sapienza, intelletto, spirito e cuore, rispettando tutto ciò che ci circonda, compiere magie.

Ognuno di noi è un essere magico e con la sua personale ed unica magia può creare in sé e attorno a sé armonia e benessere.

Operate magia naturale e siate in armonia!

Bibliografia e letture consigliate

Ed Fitch, *Il libro segreto delle arti magiche* (Sperling & Kupfer Libreria - Hera, 1998)

Scott Cunningham, *Wicca* (Armenia, 2001)

Scott Cunningham, *Vita da strega* (Armenia, 2002)

Scott Cunningham, *Enciclopedia delle pietre magiche* (Mursia, 1991) ripubblicato nel 2002

Raymond Buckland, *Buckland's Complete Book of Witchcraft* (Llewellyn Publications, 2002)

Scott Cunningham, *Enciclopedia delle erbe magiche* (Mursia, 1992), ripubblicato nel 2003 col titolo *Enciclopedia delle piante magiche*

Scott Cunningham e David Harrington, *Gli strumenti magici* (Armenia, 1995) ripubblicato nel 2003 col titolo *Gli strumenti del mago*

Scott Cunningham, *Magia naturale* (Armenia, 2004)

Scott Cunningham, *Manuale di aromaterapia magica* (Mursia, 2004)

Helen Fisher, *Why We Love: The Nature and Chemistry of Romantic Love*, (Henry Holt, 2004)

Merlyn Elfwood, *Il Libro degli Incantesimi* (Elfi Edizioni, 2004)

Scott Cunningham e David Harrington, *La casa magica* (Mursia, 2005)

Scott Cunningham, *La magia degli elementi: acqua, terra, aria, fuoco* (Armenia, 2005)

Scott Cunningham, *Enciclopedia della cucina magica* (Mursia, 2006)

Gerald Gardner, *La Stregoneria Oggi* (Venexia, 2007)

Donald Cameron, *Il Manuale delle Bindrunes* (Elfi Edizioni, 2008)

Rosemary Ellen Guiley *The Encyclopedia of Witches, Witchcraft, and Wicca* (Checkmark Books; 3 edizione, 2008)

Omraam Mikhael Aivanhov, *Il Libro della Magia Divina* (collezione Izvor - Prosveta Edizioni, 2009)

Scott Cunningham, *Il libro delle ombre* (Venexia, 2010)

Merlyn Elfwood, *Il Libro degli Incantesimi II* (Elfi Edizioni, 2010)

Note biografiche sull'autore

Damiano, Daniela si è laureata alla facoltà di Scienze naturali, fisiche e matematiche dell'Università Federico II di Napoli.

Dopo essersi recata per lavoro a Milano, dove ha lavorato e vissuto per sedici anni, è ritornata alla sua terra di origine ed è lì che ha ritrovato la sua essenza magica, realizzando questo saggio.

Note sulle immagini inserite nel testo

Le immagini inserite nel testo sono bozzetti dell'autore.

Indice

Titolo | La mia magia
Autore | Daniela Damiano

ISBN | 978-88-91184-39-9

Youcanprint Self-Publishing
Via Roma, 73 - 73039 Tricase (LE) - Italy
www.youcanprint.it
info@youcanprint.it
Facebook: facebook.com/youcanprint.it
Twitter: twitter.com/youcanprintit